中西医结合诊治胃癌前病变
基础与临床

编　著　魏睦新　冷秀梅

副主编　王　平　刘　皓　孔岩君　范尧夫　陆培华　魏　飞

编　委　王　岚　王　玲　王　婷　王筱曦　王　霞　冯小可
　　　　吕　涛　吴佳慧　吴　娟　吴燕敏　陈　琳　武晓艳
　　　　郭亚云　郭　瑞　唐娟娟　蔡巍巍

东南大学出版社
·南京·

内容简介

本书是针对胃癌前病变(疾病)的中西医基础与临床相结合的专业参考书。上篇介绍了胃癌前病变的流行病学、病因病机,动物模型的造模等,由浅入深地阐述了现今胃癌前病变研究领域的成果与亟待解决的问题。下篇对常见胃癌前疾病的中西医结合诊疗实践进行了探讨,重点介绍了作者在临床一线积累的中医药防治胃癌前病变的经验,力求使读者能够学以致用,提高诊疗水平。

图书在版编目(CIP)数据

中西医结合诊治胃癌前病变基础与临床 / 魏睦新,
冷秀梅编著 . —南京 : 东南大学出版社,2018. 12
ISBN 978 - 7 - 5641 - 8164 - 2

Ⅰ. ①中… Ⅱ. ①魏… ②冷… Ⅲ. ①胃癌—中西
医结合-诊疗 Ⅳ. ①R735. 2

中国版本图书馆 CIP 数据核字(2018)第 283072 号

中西医结合诊治胃癌前病变基础与临床

出版发行	东南大学出版社
社　　址	南京市玄武区四牌楼 2 号(210096)
网　　址	http://www.seupress.com
出 版 人	江建中
经　　销	全国各地新华书店
印　　刷	虎彩印艺股份有限公司
开　　本	710 mm×1000 mm　1/16
印　　张	9.5
字　　数	160 千字
版　　次	2018 年 12 月第 1 版
印　　次	2018 年 12 月第 1 次印刷
书　　号	ISBN 978 - 7 - 5641 - 8164 - 2
定　　价	30.00 元

东大版图书若有印装质量问题,请直接与营销部联系。电话(传真):025-83791830

序

胃癌的危险性仅次于肝癌。根据近年世界癌症报告统计,胃癌发病率居全球恶性肿瘤第 4 位,在恶性肿瘤死亡病因中高居第 2 位。我国属于胃癌高发国家,每年胃癌新发病例约 40 万例,死亡约 35 万例。新发和死亡均占全世界胃癌病例的 40%。胃癌患者在患病后,疾病的病情进展快、转移早、预后不佳,有相当一部分病人在确诊之时已有转移且转移较广泛,并很快出现恶病质。手术切除虽能为胃癌患者提供最大的治疗机会,但术后复发和转移是胃癌患者死亡的主要原因,即使在外科技术高度发达的今天,全球胃癌术后 5 年的生存率也只有 20%~30%。因此,降低胃癌的发病率和死亡率是亟待解决的重大公共卫生问题。

癌症的早期发现、早期诊断及早期治疗是降低死亡率及提高生存率的主要策略,在胃癌高危人群中进行筛查和早诊早治,是改变我国目前胃癌诊治严峻形势的可行途径。但是目前我国早期胃癌的诊治率低于10%,远远低于日本和韩国。胃癌前病变,即慢性萎缩性胃炎,肠上皮化生和上皮内瘤变,这一系列病理学变化往往与癌前疾病相关。胃癌发病机制仍不完全明确,从病理学角度,有一个由癌前病变向癌变发展的过程。在这一过程,运用中医中药进行干预,逆转胃癌前期病变,对胃癌防治有重要意义。

魏睦新教授为南京医科大学消化病学博士生导师,江苏省中医药领军人才,在多年临床经验基础上,结合胃癌前期病变的分子机制,采用化痰消瘀活血法治疗胃癌前疾病,自 2009 年以来已使数百名确诊为癌前病变的患者成功逆转,病理确认成功率高达60%。本书是魏睦新教授及其团队成员将现代医学相关研究与中医学相结合,并结合自身临床实践,对胃癌前疾病的系统论著,对消化和中医专业的临床医生的诊疗有重要参考价值。

　　魏睦新教授不仅治学严谨,人品亦佳,通读文稿,值得推荐,乐于作序。

中国工程院院士　　　　　王学浩

南京医科大学教授

前　言

胃癌是我国发病率和病死率均位居前列的疾病,严重影响人民的生命健康。胃癌前病变(疾病)虽不具备典型的症状与体征,但随着医学的不断发展,结合电子胃镜与组织活检,其检出率进一步提高,也已经越来越受到广大医务人员及患者的重视。胃癌前病变(疾病)的预防和逆转治疗是降低胃癌发病率和病死率的重要措施。也可以看作是胃癌二级预防的关键环节。然而到目前为止,现代医学却缺乏胃癌前病变的针对性的治疗手段,认为其难以逆转。中医药作为祖国医学之瑰宝,在逆转胃癌前病变(疾病)的治疗上有较多优势,积累了丰富的经验,国内已经有不少学者和笔者的临床实践,均已经从病理诊断角度,证实是可以逆转的,使许多患者脱离癌前期、远离胃癌的风险。探索中西医结合对胃癌前病变(疾病)的诊治无论从推进医学进步、提高健康水平还是从卫生经济学角度看,都是至关重要的。

本书是一部针对胃癌前病变(疾病)的中西医基础研究及中西医结合临床诊治的专业参考书。共分为上下两篇,上篇讨论了胃癌前病变的诊疗基础,包括流行病学、病因病机、动物模型的造模等。由浅入深地阐述了现今胃癌前病变研究领域的成果与亟待解决的问题。下篇对常见胃癌前疾病的中西医结合诊疗实践进行了探讨,以疾病为单元逐个进行剖析,并且每个疾病配有相应的病案分析,让读者的认识更具体、清晰、深刻。本书的编排力求结构清晰,重视理论结合实践,由浅入深,力求把胃癌前病变(疾病)深奥的基础理论与规范的临床诊治展示出来,无论是医学从业者还是对医学感兴趣的爱好者乃至相关患者都能从中汲取有价值的内容。在本书的学习过程中,建议读者也当注意结合自己或身边的案例对理论知识进行多角度的理解、整合,才可以达到融会贯通、灵活运用。该书对于研发胃癌前病变(疾病)的治疗药物、指导临床实践和教学也有较大价值,可供医药学院校和相关专业临床医生阅读参考。

参与本书编写工作的均为对胃癌前病变有多年的深入研究和发表过多篇相关论文的临床专家和研究教学人员,我们的共同愿望是希望通过本书传达我们对胃癌前病变的认识与见解,与广大读者交流。南京医科大学中西医结合研究所常务副所长、第一附属医院中医科主任、江苏省中医药领军人才魏睦新教授作为第一主编,策划了全书。冷秀梅医师作为第二主编对本书的编写组织和审改做出了重要贡献。副主编王平、孔岩君、刘皓、范尧夫和陆培华编写了本书核心章节,魏飞协助主编进行了总体策划和审改,各位编委通力合作、共同完成了全书的编写和插图设计。我们的团队多年来从事胃癌前病变(疾病)的基础研究与临床治疗,经验丰富且疗效显著,为本专著的编写提供了大量有益的数据资料。东南大学出版社副总编张慧参与编审,在本书的策划,编写和出版的全过程均给予了大力支持。

在医学科学飞速发展、知识更新换代如此之快的今天,编书可谓一项遗憾工程,我们虽竭尽全力,错误和缺点仍在所难免,在此,欢迎各位读者、同行、专家和学者不吝指正。

我们谨借本书出版发行之机,对本书撰写过程中给予帮助与支持的所有作者和出版商,以及参考文献的作者表示诚挚的感谢!

魏睦新

于石城南京

目 录

上篇　胃癌前病变诊疗基础

下篇 常见胃癌前疾病的中西医结合诊疗实践

上篇

胃癌前病变诊疗基础

所谓胃癌前病变,顾名思义,其与胃癌的发生关系十分密切。胃癌前期病变是一种病理学的概念,系指胃黏膜上皮不典型增生(又称非典型增生、异型增生)和不完全性结肠型肠上皮化生两种病理学改变。这种病变可以伴随许多慢性胃疾病中,如慢性萎缩性胃炎、胃溃疡。我们发现,患浅表性胃炎者亦可见上述两种病变的出现,但是仍以慢性萎缩性胃炎伴随上述两种病变的出现率最高。因此,比较公认的是凡见有胃黏膜上皮不典型增生和(或)不完全性结肠型肠上皮化生,可认为是胃癌前病变。

近年来全球范围内,消化道肿瘤的发病率及死亡率仍居高不下,其中胃癌处于我国各类恶性肿瘤死亡率的第二位,严重威胁着人们的健康。Correa 等提出了肠型胃癌癌变模式,即胃癌的发生是由正常黏膜—慢性炎症—萎缩—肠化生—异型增生—癌变多步骤、逐渐进展的过程,众多基因及分子改变的累积与这一演变过程密切相关。故胃癌前病变发生逆转和消失是预防胃癌发生的有效措施。

第一节 胃癌前病变的概述

1978 年,WHO 就把胃黏膜异型增生、不完全性大肠型肠化生定义为胃癌前病变(precancerous lesion of gastric cancer, PLGC),而慢性萎缩性胃炎伴或不伴有肠上皮化生(intestinal metaplasia,IM)、慢性胃溃疡、手术后残胃、胃息肉、恶性贫血和胃黏膜巨大皱襞症等被定义为胃癌前疾病。之后,世界卫生组织/国际癌症研究中心(IARC)又将异型增生改称为胃黏膜上皮内瘤变(gastric intraepithelial neoplasia, GIN),并推荐将其分为低级别上皮内瘤变(low-grade intraepithelial neopla-sia,LGIN)与高级别上皮内瘤变(high-grade intraepithelial neopla-sia,HGIN)。其中,LGIN 相当于轻度和中度异型增生,HGIN 相当于重度异型增生和原位癌。

GIN 是指胃黏膜上皮结构和细胞学上的异常。结构异常表现为上皮排列紊乱和细胞极性丧失,细胞学异常表现为细胞核不规则、深染,核质比例增高和核分裂活性增加等。Misdraji 等研究显示一些诊断为 HGIN 或重度异型增生的活检标本在 3 个月内发现浸润性癌,表明最初活检时已经存在癌变。GIN 由于其既可以发生在胃固有黏膜腺体上皮,也可以发生在肠化生的腺体上皮,故有胃型和肠型之分。国外文献中显示 HGIN 到确诊为胃癌平均需 4~48 个月,而从 LGIN 进展为胃癌的平均时间为 10~48 个月。另外,研究表明 LGIN 患者中38%~75%可以逆转为正常胃黏膜,19%~50%持续存在,而 HGIN 患者只有不到16%可以消退,持续存在者占 14%~58%。虽然 LGIN 的癌变率较 HGIN 低,但是患者仍然需要定期复查和积极治疗。对于 HGIN 在短期内发生癌变的可能性较高,所以临床上多建议行内镜下黏膜切除。临床实践中我们发现大部分 GIN 属于低级别,在进行适当中西医结合治疗之后还是可以逆转的。

IM 是指胃黏膜固有腺体在病理情况下被肠腺样腺体所替代,当受到刺激时出现杯状细胞和吸收细胞。它的出现与胃黏膜的损伤和不完全再生修复有关,在慢性萎缩性胃炎中经常出现。根据 IM 黏膜组织学变化的不同,可将 IM 分为三种亚型:完全小肠型(Ⅰ型)、不完全小肠型(Ⅱ型)及不完全大肠型。根据研究证实,不完全性 IM 发生胃癌的危险性远远大于完全性 IM。国内外流行病学调查发现,胃黏膜肠化生具有高致癌风险,因此被视作 PLGC。因此 IM 的逆转治疗对于胃癌的二级预防有着实质性的意义。

幽门螺杆菌(Helicobacter pylori,H. Pylori,Hp)感染在胃癌前病变及胃癌的发生发展中起着重要的作用。Hp 感染可引起胃黏膜上皮细胞增殖与凋亡失衡,调控基因异常,上调诱导型一氧化氮合酶、环氧合酶、端粒酶相关基因等的表达,最终导致 PLGC 和胃癌。根除 Hp 可阻断 PLGC 的恶化,使胃黏膜上皮细胞的分子生物学行为得到部分恢复,从而降低黏膜恶变的危险性。游伟程等对 3 400 例成人进行了长达 23 年清除 Hp 感染的干预研究,结果表明,清除 Hp 感染 4 年后,发生重度萎缩性胃炎、IM、GIN 或胃癌的风险明显下降,且在干预 7.3 年后,发病风险进一步降低至 40%,证明清除 Hp 感染能有效降低 PLGC 的发生。大量研究表明,Hp 感染可增加细胞的增殖活性,并通过使抑癌基因失活及癌基因激活等使胃黏膜病变逐渐加重,从而使胃癌发病的危险性增高。

随着分子生物学的迅速发展,对癌基因、抑癌基因、凋亡调节基因、DNA 修复基因和端粒酶的研究越来越深入,关于 PLGC 癌变过程的分子生物学研究也逐渐趋向于成熟,主要集中在以下三个方面:① 基因甲基化与 PLGC:DNA 甲基化是重要的遗传学表达机制,也是基因调控的一种方式,与肿瘤的发生密切相关。DNA甲基化异常分为甲基化增强和甲基化减弱两种类型,均可引起基因表达异常,影响细胞的增殖和分化,导致细胞恶变。与胃 PLGC 及胃癌相关的甲基化增强的基因主要有以下几类:抑癌基因:P16、P53、PS2、磷酸酶基因(PTEN)等;错配修复基因:hMLH1;细胞黏附分子:E-cadherin、CD44 等;血管生成抑制因子:THBS1。一系列研究表明,DNA 的甲基化率在胃 PLGC 转化为癌的过程中会发生改变。② RUNTX3 与 PLGC:人类 RUNTX 相关转录因子 3(human runt-related transcription factor3,RUNX3)基因属 RUNT 家族成员,是胃上皮细胞生长调节因子,参与胚胎发育过程中细胞基因表达的调控,同时是表基因的目的基因,其功能缺失与人类胃癌的发生、进展以及预后密切相关。③ 微卫星不稳定性(micro satellite instability,MSI)与 PLGC:MSI 是错配修复基因缺陷的重要标记,是指肿瘤组织与其相对应的正常组织相比,其 DNA 等位基因结构发生简单重复序列的改变。这种改变表现在肿瘤组织与其相对应的组织的 PCR 产物,经电泳后条带出现增加、减少、条带位置发生改变及条带密度改变,导致细胞恶变,肿瘤形成。MSI 的检测对筛选、定位和克隆胃癌相关的抑癌基因提供了一个很好的手段,为胃癌的基因诊断提供了新思路。因此可将 MSI 视为胃癌发病过程中的早期分子标志。

现代医学对于 PLGC 没有很好的治疗措施,而中医在这方面却独具见解。早在《黄帝内经》中就提出"不治已病治未病"的思想。治未病,包括未病先防、既病防变两个方面的内容,这要求人们不但要治病,而且要防病,不但要防病,而且要注意遏制病变发生的趋势。遵循中医"治未病"原则,阻止癌肿的发生,有效治疗 PLGC,是目前癌症防治中的重点。

中医学中并无 PLGC 这一术语,但脾胃学说源远流长,有诸多类似阐述。根据其临床表现,可归属于中医"胃痛""胃痞"等范畴。中医学认为,该病是一种虚实夹杂、寒热错杂、本虚标实的病证,多由饮食不节,情志失调,或久病及胃所致,脾胃虚弱、痰阻络瘀为病机关键。治疗主要是根据中医"久病入络,虚久则瘀"的理论适当加入活血化瘀、解毒抗癌中草药,并兼以补益脾胃,再结合患者的微观改变进行适当加减。目前,中医药治疗 PLGC 具有较现代医学更好的疗效,其研究不仅仅停留在临床阶段,而在具体作用机制探讨方面也颇有进步。

研究已证实,许多中药和复方对诸如慢性萎缩性胃炎、肝 PLGC、乳腺囊性增生症、宫颈糜烂等可能发生癌变的疾病都具有阻断或延缓恶变的作用,而且具有低毒、价廉,易被患者接受的特点,充分显示了中医药优势。从具体治疗效果来分,又分为以下几个方面:① 清除 Hp 感染:Hp 是慢性活动性胃炎的病原菌,是消化性溃疡和胃恶性肿瘤的重要致病因子,还是胃癌的协同致癌因子。广大中医工作者在长期的临床实践中,也摸索出了许多治疗经验。张万岱等采用药敏纸片法和平皿打孔法对 38 种中药进行筛选,发现连翘、大蒜浸液、黄连、乌梅在内的 18 种中药具有较好的抑制 Hp 作用。② 保护胃黏膜:胃黏膜屏障由黏液层和上皮细胞组成。上皮细胞内的黏原颗粒分泌黏液,形成凝胶状结构覆于胃黏膜表面形成黏液层,其中含有黏蛋白、蛋白质、碳酸氢盐等重要成分,构成胃黏膜的第一道防御屏障。胃黏膜上皮细胞紧密连接组成的细胞屏障是胃黏膜的第二道防线,它能隔离胃黏膜与胃腔内的胃酸、胃蛋白酶及各种损伤因素,避免黏膜受损。一旦黏膜受损,有害因子入侵,正常的生理行为受到影响,各种病理变化随即发生。丹参能抑制胃酸分泌、增强胃黏液分泌,有效地预防冷冻加束缚造成的大鼠胃黏膜损伤,提示丹参对胃黏膜的保护作用与降低胃酸分泌、加强胃黏液屏障有关。樊群等经实验证实,胃康冲剂可以增加大鼠胃溃疡模型胃液中 EGF、胃组织 NO 及血浆 6-K-PGF1α 水平,从而起到明显的黏膜保护作用。吕志刚等研究发现,由太子参、白术、莪术、茯苓、三七参、枳实等中药组成的胃安泰胶囊,可以使 PLGC 大鼠胃黏膜 AgNORs 颗粒数明显减少,疗效优于维霉素组,对 PLGC 有很好的预防和逆转作用。③ 调节细胞增殖和凋亡相关基因的表达:肿瘤的形成是机体的细胞异常增殖的结果,即肿瘤性增殖。细胞凋亡是细胞自主的有序的死亡。无论细胞的增殖还是凋亡,都涉及一系列基因的激活、表达以及调控的作用,尤其是相关的癌基因和抑癌基因。十几年前,由黄连、吴茱萸、青黛组成的连黛片已被证实可以减轻胃及十二指肠病理损伤,并推测其主要机制是抑制 ras 和 c-erbB2 过表达。乌梅丸可以减少中重度 DYS 病变数,抑制端粒酶活性和 PCNA 的表达,并呈剂量依赖性,这可能是乌梅丸干预胃癌及 PLGC 的机制之一。

胃癌是我国常见的恶性肿瘤之一。早期胃癌多无症状或仅有轻微症状,很难被发现;当临床症状明显时,病变多为晚期,手术效果不理想,患者生命受到威胁。因此,注重胃癌的预防,尤其是 PLGC 的逆转治疗,避免延误诊治,是重要的一步。本书从 PLGC 发生及其癌变的机制、中西医防治对策等多方面进行深入浅出的分析,紧跟现代医学的发展步伐,参考相关领域的最新研究成果,深入探讨祖国医学理论及中草药抗癌的机制,在基因和分子层面探寻 PLGC 发病的一系列机制,将现代医学研究与传统中医中药相结合,共同服务于 PLGC 和胃癌的早期筛查和干预。

第二节　胃癌前病变的发病率、癌变率及地理分布特点

2000 年,WHO 公布的新版消化系统肿瘤病理学和遗传学分类中,用上皮内瘤变(intraepithelial neoplasia, IN)这一术语取代异型增生(DYS)来描述上皮浸润前的肿瘤性改变,IN 本身不具备恶变性质,但发展为浸润性胃癌的比率高达 80%。肠上皮化生(intestinal metaplasia, IM),是指胃黏膜中出现肠腺或肠型上皮。IN 和

IM 可被视为胃癌前病变。

胃癌前病变的地理分布与胃癌一致,但在不同国家、不同地区其发病率存在较大差异。胃癌前病发展至胃癌,死亡率较高的国家,主要分布在亚洲、拉丁美洲和中欧等地区。日本、新加坡和中国,为亚洲死亡率较高的国家,其中尤以日本为全球胃癌死亡率最高的国家。拉丁美洲以智利、哥斯达黎加、委内瑞拉的死亡率最高,其中智利和哥斯达黎加的胃癌死亡率仅次于日本。中欧的匈牙利、波兰、奥地利、德国、北欧的冰岛以及南欧的保加利亚、罗马尼亚、马耳他等国死亡率也都比较高,男性标准化死亡率都在 30/10 万以上。胃病发病率较低的国家,男性胃癌标准化死亡率在 10/10 万以下的有东南亚的泰国、菲律宾,北美洲的美国,拉丁美洲的洪都拉斯及尼加拉瓜等国。其中,泰国的胃癌死亡率与日本相比差 39 倍。

我国胃癌前病变主要分布在西北和东南沿海各省市以及东北和西南的局部地区。其中尤以甘肃、青海、宁夏和上海、江苏、浙江、福建沿海地区以及辽东半岛、山东半岛等部分划区为多见。另外,与江苏相邻的安徽南部、太行山东南麓的山西东南部、河北的西南部及河南的东北部交界地区,癌前病变发展至胃癌的死亡率也较高。这些地区(县)的死亡率多在 40/10 万以上,个别高达 70/10 万以上。而广西、广东、贵州、云南、湖南、四川等省(区)的大部分县(市)胃癌死亡水平显著低于上述地区,一般在 8/10 万以下,个别地区甚至较为少见,形成死亡水平高低悬殊的鲜明对比。

在我国一些省、市、自治区范围内,胃癌死亡率分布呈现相对的集聚性。如甘肃的武威、张掖、酒泉以及福建东部沿海城乡,如长乐、涟江、闽侯、福州、莆田、仙游、平潭等县(市),标准化死亡率多在 30/10 万以上,最高可达 74.47/10 万。而其余绝大部分县(市)标准化死亡率多在 (10~20)/10 万。又如安徽主要集中在中南部地处长江下游两岸的部分县(市),死亡率为 40/10 万左右。而北部各县(市)则处于中下水平,其死亡率在 15/10 万左右。此外,东南沿海如浙江、福建以及辽东半岛、山东半岛等有从沿海至内陆逐渐减低的趋势。

我国胃癌前病变的人群分布与胃癌一致,而我国胃癌的平均死亡年龄为 61.62 岁,男性 61.11 岁,女性 62.59 岁,女性死亡平均年龄高于男性 1.48 岁。胃癌死亡年龄从 10 岁开始,20 岁逐渐增加,41~60 岁为高峰,平均死亡年龄的大小与该地区的发病率无明显关系。国外有出生 10 天的婴儿患胃癌的报道,我国亦有周岁内的胃癌患儿。胃癌患者男性多于女性,在我国表现更为突出,男女之比达 4.5∶1,国外男女发病率之比为 2∶1。另外,男女比例与胃癌发生的部位有关,癌的发病部位愈高,男女比例差别愈大。

第三节　胃癌前病变危险因素的临床研究

胃癌是全世界最常见的癌症之一,并有着明显的地理差异,例如在中国,胃癌的发病率居各类肿瘤的首位,严重威胁着中国人的健康。肠上皮化生(IM)和内皮瘤变(IN)被视为胃癌前病变(PLGC),已经受到广泛关注,大部分学者认为它们与胃癌的发生关系密切。但是,关于 IM 和 IN 发生的确切病因仍不清楚,而且少有翔实的数据资料证实。

为此,本课题组对中国人群 PLGC 患者临床资料进行了分析,探讨不同危险因素在 PLGC 患者中分布的差异,为中国人群 PLGC 防治提供一定科学依据。

一、研究对象与方法

1. 研究对象

2009 年 11 月至 2011 年 5 月在江苏省人民医院行胃镜及胃黏膜病理检查及临床资料完整的病例 1 024 例。若胃镜与活检不符者,以活检结果为准。所有病例个体之间无血缘关系,检查前未行抗 Hp 治疗。对每例患者于内镜下可疑病变处多点取材外,还于胃窦大、小弯、胃角、胃小弯钳取胃黏膜组织 4 块送病理组织学检查。排除消化性溃疡、消化道息肉、消化道肿瘤以及其他重要脏器功能不全者。

对照组:浅表性胃炎 523 例,男性 231 例,女性 292 例,年龄 29～73 岁,平均 50.05 岁。

病例组:PLGC 501 例,男性 241 例,女性 260 例,年龄 29～75 岁,平均 51.01 岁。

对照组和病例组两组性别和年龄比较,$P>0.05$,无统计学差异,有可比性。

2. 列入观察的危险因素

本研究列入的危险因素有幽门螺杆菌(*Helicobacter pylori*,Hp)感染、食管癌家族史、家族胃病史(Hp 感染、胃癌、慢性萎缩性胃炎、胃溃疡、胃下垂)、个人史[慢性萎缩性胃炎、胃息肉、胃溃疡、胃下垂、阿司匹林等非甾体抗炎药的使用(连续服用超过 3 个月)、胃食管反流病、恶性贫血]、吸烟(平均每天≥5 支且超过 1 年)、饮酒(每周超过 2 次且每次超过 500 ml 啤酒或 250 ml 黄酒或 50 ml 白酒)、亚硝基化合物饮食(平均每周≥1 次)、高盐饮食、不吃早餐、三餐不定时、喜干硬食、喜烫食、进食快、经常食用烟熏炙烤肉类食物(平均每周超过 2 次)、经常食用煎炸食物(平均每周超过 2 次)、经常食用辛辣食物(平均每周超过 2 次)、每天食用水果及维生素、焦虑(焦虑自评量表 SAS 标准分 ≥50)、抑郁(抑郁自评量表 SDS 标准分 ≥50)、失眠(持续时间大于 1 个月)。

二、结果

1. 家族史

PLGC 组中的食管癌家族史、胃癌家族史及慢性萎缩性胃炎家族史的阳性率分别为 8.18%、14.97% 和 17.76%,明显高于对照组 1.15%、2.49% 和 6.88%,相比差异有统计学意义(x^2 分别为 28.93、50.77 和 28.27,$P<0.01$)。而 PLGC 组中的家人 HP 感染、胃溃疡家族史及胃下垂家族史的阳性率分别为 31.54%、11.58% 和 4.59%,与对照组 26.96%、9.37% 和 4.02% 相比,差异无统计学意义(x^2 分别为 2.59、1.33 和 0.21,$P>0.05$)(详见表 1-1)。

表 1-1　各种危险因素在胃癌前病变患者中的构成比

危险因素	浅表性胃炎 $n=523$	胃癌前病变 $n=501$	x^2	P
Hp 感染	167	302	82.84	0.000
家族食管癌史	6	41	28.93	0.000
家人 Hp 感染	141	158	2.59	0.107
胃癌家族史	13	75	50.77	0.000
慢性萎缩性胃炎家族史	36	89	28.27	0.000
胃溃疡家族史	49	58	1.33	0.248
胃下垂家族史	21	23	0.21	0.650
慢性萎缩性胃炎个人史	58	346	360.00	0.000
胃溃疡个人史	53	169	83.92	0.000
胃息肉个人史	5	43	33.32	0.000
胃下垂个人史	26	29	0.34	0.562
阿司匹林等非甾体抗炎药的使用	7	67	55.28	0.000
胃食管反流病	49	118	37.72	0.000
恶性贫血	6	10	1.20	0.274
吸烟	83	90	0.80	0.371
饮酒	57	148	55.54	0.000
亚硝基化合物饮食	263	372	62.33	0.000
高盐饮食	186	197	1.54	0.214

危险因素	浅表性胃炎 $n = 523$	胃癌前病变 $n = 501$	χ^2	P
不吃早餐、三餐不定时	182	218	8.16	0.004
喜干硬食	179	176	0.09	0.761
喜烫食	97	103	0.66	0.417
进食快	134	140	0.70	0.401
经常食用烟熏、炙烤肉类食物	86	152	27.70	0.000
经常食用煎炸食物	89	157	28.75	0.000
经常食用辛辣食物	179	263	34.81	0.000
每天食用水果及维生素	496	483	1.50	0.221
焦虑	184	213	5.80	0.016
抑郁	184	244	19.23	0.000
失眠	73	70	0.000	0.995

2. 个人史

PLGC 组中的 Hp 感染个人史、慢性萎缩性胃炎个人史、胃溃疡个人史、胃息肉个人史、阿司匹林等非甾体抗炎药的使用史及胃食管反流病史的阳性率分别为 60.30%、69.06%、33.73%、8.58%、13.37% 和 23.55%，明显高于对照组 31.93%、11.09%、10.13%、0.96%、1.34% 和 9.37%，相比差异有统计学意义（χ^2 分别为 82.84、360.00、83.92、33.32、55.28 和 37.72，$P<0.01$）。而 PLGC 组中的胃下垂个人史及恶性贫血史的阳性率分别为 5.79% 和 2.00%，与对照组 4.97% 和 1.15% 相比，差异无统计学意义（χ^2 分别为 0.37 和 1.20，$P>0.05$）（详见表 1-1）。

3. 生活饮食习惯

PLGC 组中的饮酒、亚硝基化合物饮食、不吃早餐三餐不定时、经常食用烟熏炙烤肉类食物、经常食用煎炸食物、经常食用辛辣食物的阳性率分别为 29.54%、74.25%、43.51%、30.34%、31.34% 和 52.50%，明显高于对照组 10.90%、50.29%、34.80%、16.44%、17.02% 和 34.23%，相比差异有统计学意义（χ^2 分别为 55.54、62.33、8.16、27.70、28.75 和 34.81，$P<0.01$）。而 PLGC 组中的吸烟、高盐饮食、喜干硬食、喜烫食、进食快、每天食用水果维生素的阳性率分别为 17.96%、39.32%、35.13%、20.56%、27.94% 和 96.41%，与对照组 15.87%、35.56%、34.23%、18.55%、25.62% 和 94.84% 相比，差异无统计学意义（χ^2 分别为 0.80、1.54、0.10、0.66、0.70 和 1.50，$P>0.05$）（详见表 1-1）。

4. 精神心理因素

PLGC 组中的抑郁的阳性率为 48.70%,明显高于对照组 35.18%,两者相比差异有统计学意义($x^2=19.23$,$P<0.01$)。PLGC 组中的焦虑的阳性率为 42.51%,高于对照组 35.18%,两者相比差异有统计学意义($x^2=5.80$,$P<0.05$)。而 PLGC 组中的失眠的阳性率为 13.97%,与对照组 13.96%相比,差异无统计学意义($x^2=0.00$,$P>0.05$)(详见表 1-1)。

5. 影响 PLGC 的危险因素

采用 Logistic 多元回归方法分析,最终进入回归的变量如表 1-2 所示。Hp 感染、食管癌家族史、胃癌家族史、慢性萎缩性胃炎家族史、家族性腺瘤性息肉病、慢性萎缩性胃炎个人史、胃溃疡个人史、阿司匹林等非甾体抗炎药的使用史、胃食管反流病史、饮酒、经常食用辛辣食品及焦虑,均为 PLGC 发生的危险因素。其中,慢性萎缩性胃炎个人史与 PLGC 最为密切(详见表 1-2)。

表 1-2　各种危险因素对胃癌前病变发生的不同影响

变　量	OR	95%CI	P
Hp 感染	5.09	3.32~7.82	0.000
家族食管癌史	4.55	1.25~16.57	0.022
胃癌家族史	7.25	3.48~15.13	0.000
慢性萎缩性胃炎家族史	1.69	1.02~2.80	0.043
家族性腺瘤性息肉病	7.51	2.36~23.95	0.001
慢性萎缩性胃炎个人史	23.55	15.17~36.56	0.000
胃溃疡个人史	2.72	1.71~4.31	0.000
阿司匹林等非甾体抗炎药的使用	6.14	2.43~15.47	0.000
胃食管反流病	2.49	1.32~4.69	0.005
饮酒	3.68	2.34~5.79	0.000
亚硝基化合物饮食	0.58	0.37~0.93	0.024
不吃早餐、三餐不定时	0.57	0.37~0.90	0.016
经常食用辛辣食物	5.93	3.73~9.42	0.000
焦虑	2.88	1.97~4.16	0.000

第四节　影响因素与胃癌前病变

一、家族史与 PLGC

家族史的研究主要通过家族聚集性研究、移民流行病学研究以及应用分子生物学技术进行基因水平的研究等。本研究发现一级亲属患食管癌、胃癌、慢性萎缩性胃炎和家族性腺瘤性息肉病是影响 PLGC 的危险因素，它们的 *OR* 值分别是 4.55、7.25、1.69 和 7.5；而家人 Hp 感染、胃溃疡及胃下垂家族史对 PLGC 的发生没有显著的意义。

大量研究认为有家族肿瘤病史者有较高的胃癌发病率。Peddanna N 和 Hsieh 分别对通过对 ras 癌基因和 p53 抑癌基因等基因突变的研究也表明了胃癌与遗传的关系。而 Rios-Castellanos 等对 1984—1985 年中的胃癌患者的研究发现 52% 的胃癌患者与 IM 有关。而且近年来在对 Barrett's 食管的研究中发现，食管贲门交界部以上的较长片段的 IM 被认为是起源于 Barrett's 食管的食管腺癌的癌前病变。我们的研究结果发现有家族肿瘤病史的人容易发生 PLGC，与以上研究结果相符，其原因可能是由于长期共同生活，有相同的饮食习惯和生活环境，也可能是由于遗传因素造成的。

二、个人史与 PLGC

个人胃病史是指使 PLGC 发病的危险性明显增加的一类疾病，包括 Hp 感染、慢性萎缩性胃炎、胃溃疡、胃下垂、胃-食管反流病、阿司匹林等非甾体抗炎药的使用及恶性贫血等。本研究发现，其中慢性萎缩性胃炎、胃溃疡、胃息肉、胃-食管反流病、阿司匹林等非甾体抗炎药的使用与 PLGC 关系密切，是其危险因素，*OR* 值分别是 23.55、2.72、7.51、6.14 和 2.49。

1. Hp 感染

Hp 感染是触发 PLGC 的重要致病因子，与胃癌发生密切相关。大量流行病学研究结果显示，Hp 感染与 PLGC 的发生有着密切的关系。本研究发现，Hp 感染者发生 PLGC 的危险是非 Hp 感染者的 5.09 倍，与 Fontham 等报道的结果相似。Hp 引起 PLGC 的机制尚不确定，有研究表明，Hp 可以促进细胞增殖并导致关键癌基因的突变。Hp 持续感染可诱发慢性胃炎和萎缩性胃炎，进而引起胃黏膜细胞代谢改变，引发肠上皮化生，胃上皮内瘤变等胃黏膜癌前病变。

2. 慢性萎缩性胃炎个人史

目前认可胃癌的发生是由正常胃黏膜—浅表性胃炎—萎缩性胃炎—小肠型肠上皮化生—大肠型肠上皮化生—异型增生—癌变的多步骤、逐渐进展的过程，众多基因及分子改变的累积与这一演变过程密切相关。慢性萎缩性胃炎被广泛地认为是 PLGC 的先兆，炎症进一步的发展可导致广泛的肠化生以及严重的异型增生。有报道提示，慢性萎缩性胃炎患者伴有不同程度肠上皮化生者高达 88.6%，同时，慢性萎缩性胃炎是与 PLGC 相关的很强的危险因素，本资料结果与之相符。因此对慢性萎缩性胃炎进行密切的长期监测及予以及时有效的干预，是防治 PLGC 的关键。

3. 胃溃疡、胃-食管反流病和阿司匹林等非甾体抗炎药的使用个人史

胃-食管反流病和阿司匹林等非甾体抗炎药的使用可引起胃溃疡的发生。而胃溃疡导致 PLGC 的原因可能为以下两点：一是溃疡边缘的黏膜为了抵抗有害因素的刺激及适应环境的改变，形成慢性炎症，进而导致黏膜糜烂，胃局部免疫功能减退，胃黏膜腺体萎缩，血供减少，以及对 Hp 清除能力下降，从而容易发生肠上皮化生；二是胃溃疡患者常伴有 Hp 感染，而 Hp 感染可导致 PLGC 的发生。

4. 胃息肉个人史

胃息肉是一种较常见的良性肿瘤，作为胃癌的癌前疾病已经被大多数人所认可。大量研究表明，癌基因、抑癌基因等肿瘤相关基因的改变与胃息肉关系密切，可促进其向癌变发展。据文献报，腺瘤性息肉具有较高的癌变率，增生性息肉癌变率为 0.3%~0.6%。Ginsberg 证实在增生性息肉中也包含有腺瘤的成分，此可能为极少数增生性息肉癌变的机制。一般认为，炎性息肉恶变率较低，但许多研究也发现炎性增生性息肉有癌变倾向。既往关于胃息肉对胃癌发病影响的报道很多，但很少有关于胃息肉对 PLGC 发病影响的报道。本研究发现胃息肉患者发生 PLGC 的危险是非胃息肉患者的 7.51 倍，是 PLGC 发生的重要危险因素。

三、生活饮食习惯与 PLGC

不良生活饮食习惯能增加 PLGC 的危险性，包括吸烟、饮酒、亚硝基化合物饮食、高盐饮食、不吃早餐、三餐不定时、喜干硬食、喜烫食、进食快、经常食用烟熏炙烤肉类食物、经常食用煎炸食物及经常食用辛辣食物等。本研究显示，饮酒、经常食用辛辣食物是 PLGC 的危险因素，其 OR 值分别为 3.68 和 5.93。而亚硝基化合物饮食、不吃早餐、三餐不定时、经常食用烟熏炙烤肉类食物及经常食用煎炸食物虽然两组比较有差异，但经过 Logistic 多元回归方法分析，不属于 PLGC 的危险因素。

饮酒和食辛辣食品可损伤胃黏膜,引起慢性胃炎,酒精还可促进致癌物质的吸收,损害和减弱肝的解毒功能,这可能是它们能引起 PLGC 发生的原因。但饮酒与 PLGC 的关系争议较大,有学者认为无关,也有学者认为吸烟和饮酒的协同作用才可增加 PLGC 发生的危险。

四、精神心理因素与 PLGC

精神心理因素是一项重要的 PLGC 危险因素。研究发现,不良精神因素与 PLGC 的发生有密切关系。而本研究发现,有焦虑者患 PLGC 的危险是无焦虑者的 2.88 倍,而两组的抑郁状态虽然有着明显的差异,但经过 Logistic 多元回归方法分析未被纳入危险因素。精神因素引起 PLGC 的发生可能是因为精神焦虑可抑制副交感神经和乙酰胆碱的释放,降低机体的免疫力;同时精神焦虑等情绪也可激活交感神经,促进肾上腺髓质释放,减少 T 细胞、B 细胞导致免疫力降低,促进 PLGC 及胃癌的发生和发展。

归纳本研究的主要发现,我国华东地区 PLGC 的发生是外界环境因素和内在遗传因素共同作用的结果,最突出的危险因素是慢性萎缩性胃炎个人史,其次为胃息肉个人史和胃癌家族史。因此预防中国华东地区 PLGC 的发生,不仅要对有家族史及个人史的人群定期检查,争取早期诊断和治疗,而且要克服不良的饮食习惯,形成科学、合理的饮食结构,保持良好的心态、稳定的情绪和心理健康。

参考文献

1. Hamilton SR, Aaltonen LA. World Health Organization classification of tumours, Pathology and genetics of tumours of digestive system. Lyon: IARC Press, 2000.

2. Gutierrez-Gonzalez L, Graham TA, Rodriguez-Justo M, et al. The clonal origins of dysplasia from intestinal metaplasia in the human stomach. Gastroenterology, 2011, 140: 1251-1260.

3. Misdraji J, Lauwers GY. Gastric epithelial dysplasia. Semin Diagn Pathol 2002; 19: 20-30.

4. 吕宾. 胃上皮内瘤变的演变和逆转治疗. 胃肠病学, 2011, 16: 577-579.

5. Kokkola A, Haapiainen R, Laxén F, et al. Risk of gastric carcinoma in patients with mucosal dysplasia associated with atrophic gastritis: a follow up study. J Clin Pathol, 1996, 49: 979-984.

6. Yamada H, Ikegami M, Shimoda T, et al. Long-term follow-up study of gastric adenoma/dysplasia. Endoscopy, 2004, 36: 390-396.

7. Bearzi I, Brancorsini D, Santinelli A, et al. Gastric dysplasia: a ten-year follow-up study. Pathol Res Pract, 1994, 190: 61-68.

8. Lansdown M, Quirke P, Dixon MF, et al. High grade dysplasia of the gastric mucosa: a marker for gastric carcinoma. Gut, 1990, 31: 977-983.

9. 吴燕敏，魏睦新. 胃黏膜肠化生病因及逆转性研究进展. 中国中西医结合消化杂志，2010，18：62－65.

10. Morgan R，Adam A. Use of metallic stents and balloons in the esophagus and gastrointestinal tract. J Vasc Interv Radiol，2001，12：283－297.

11. You WC，Zhang L，Gail MH，et al. Precancerous lesions in two counties of China with contrasting gastric cancer risk. Int J Epidemiol，1998，27：945－948.

12. Shimoyama T，Fukuda S，Tanaka M，et al. Evaluation of the applicability of the gastric carcinoma risk index for intestinal type cancer in Japanese patients infected with Helicobacter pylori. Virchows Arch，2000，436：585－587.

13. Sakaki N，Kozawa H，Egawa N，et al. Ten-year prospective follow-up study on the relationship between Helicobacter pylori infection and progression of atrophic gastritis，particularly assessed by endoscopic findings. Aliment Pharmacol Ther，2002，16：198－203.

14. 游伟程. 胃癌及癌前病变的研究与干预——23 年胃癌高发现场的实践. 北京大学学报（医学版），2006，(6)：565－570.

15. 杨兰泽，高静，米建强，等. 胃癌及癌前病变组织中幽门螺杆菌感染与 p53、p21WAF1、PCNA、cyclinA 蛋白表达的相关性研究. 实用癌症杂志，2007，22(2)：129－132.

16. 林海，曹俊，张斌，等. RUNX3、RASSF1A 启动子高甲基化与胃癌进展转移的关系. 世界华人消化杂志，2010，18(9)：889－896.

17. 王亚东，王晓波，白军伟，等. 人胃癌细胞系端粒酶逆转录酶基因启动子区域甲基化的检测. 中国实验诊断学，2009，13(10)：1315－1317.

18. SEOG-YUN PARK，EUNJYOO，NAM-YUN CHO，et al. Comparison of CpG island hypermethylation and repetitive DNA hypomethylation in premalignant stages of gastric cancer，stratified for Helicobacter pylori infection. J Pathol，2009，219：410－416.

19. 钱安平，赵晶，肖玉平，等. 癌组织中 RUNX3 与 mP53 表达的关系及意义. 解剖科学进展，2009，15(4)：365－369.

20. 崔轶霞，王海军，惠起源. 胃癌高危人群胃黏膜组织中突变型 P53 蛋白、RUNX3 蛋白的表达及 Hp 感染的研究. 陕西医学杂志，2008，37(3)：291－293.

21. 兰建云，成秀梅，袁苏娟，等. RUNX3 蛋白在胃癌中的表达及其临床病理学意义. 临床与实验病理学杂志，2009，25(6)：594－597.

22. 吴燕敏，马国花，魏睦新. 香砂六君子汤加味治疗肠上皮化生 50 例. 中国中医急症，2008，17(2)：246.

23. 杨永杰，王化河，王强. 丹参对大鼠急性胃黏膜损伤保护作用的研究. 江苏中医药，2004，25(7)：54－55.

24. 樊群，樊拖迎，贾春蓉，等. 胃康冲剂防治大鼠胃溃疡的作用. 中国中西医结合消化杂志，2001，9(4)：223－224.

25. 吕志刚，白兆芝，徐列明，等. 胃安泰胶囊对胃癌前期病变大鼠胃黏膜细胞核仁组成区嗜银蛋白水平的影响. 中国中西医结合消化杂志，2006，14(2)：108－110.

26. 李勇，黄伶，钱红花，等. 乌梅丸对大鼠胃癌及癌前病变中端粒酶和 PCNA 表达的影响. 中华中医药学刊，2010，28(2)：410－412.

27. Jemal A, Siegel R, Xu J, et al. Cancer statistics, 2010. CA Cancer J Clin, 2010,60 (5): 277 - 300.

28. 李连弟, 张思维, 鲁凤珠,等. 中国恶性肿瘤死亡谱及分类构成特征研究. 中华肿瘤杂志, 1997, 19(5): 323 - 328.

29. Correa P, Haenszel W, Cuello C, et al. A model for gastric cancer epidemiology. Lancet, 1975, 2(7924): 58 - 60.

30. Sakitani K, Hirata Y, Watabe H, et al. Gastric cancer risk according to the distribution of intestinal metaplasia and neutrophil infiltration. J Gastroenterol Hepatol. 2011, 26(10): 1570 - 1575.

31. Kato I, Tominaga S, Matsumoto K, et al. A study of stomach cancer among a rural Japanese population: a 6 year survey. Jpn J Cancer Res, 1992, 83(6): 568 - 575.

32. Chen JD, Kearns S, Porter T, et al. MET mutation and familial astric cancer. Med Genet, 2001,38(8): E26.

33. Peddanna N, Holt S, Verma RS, et al. Genetic of gastric cancer. J Anticancer Res, 1995, 15(5B): 2055 - 2064.

34. Hsieh LL, Hsieh JT, Wang LY, et al. p53 mutations in gastric cancer from Taiwan. Cancer Lett, 1996, 100(122): 107 - 113.

35. Roul A, Parenti A, Zaninotto G, et al. Intestinal metaplasia is the Probable common Precursor of adenocarcinoma in Barrett esophagus and adenocarcinoma of the gastric cardia. Cancer, 2000, 88(11): 2520 - 2526.

36. Rios-Castellanos E, Sitas F, Shepherd NA, et al. Changing Patternes of gastric cancer in Owfordshire. Gut, 1992, 33(10): 1312 - 1317.

37. Marusawa H. Mechanisms of H. priori infection-induced gastric carcinogenesis. Gan To Kagaku Ryoho, 2010, 37(1): 23 - 27.

38. Toyokawa T, Suwaki K, Miyake Y, et al. Eradication of Helicobacter pylori infection improved gastric mucosal atrophy and prevented progression of intestinal metaplasia, especially in the elderly population: A long-term prospective cohort study. J Gastroenterol Hepatol, 2010, 25 (3): 544 - 547.

39. Fontham ET, Ruiz B, Perez A , et al. Determinants of Helicobacter pylori infection and chronic gastritis . Am J Gastroen terol, 1995, 90(7): 1094 - 1101.

40. Ohata H, Kitauchi S, Yoshimura N, et al. Progression of chronic atrophic gastritis associated with Helicobacter pylori infection in creases risk of gastric cancer. Int J Cancer, 2004,109(1): 138 - 143.

41. Giuliani A, Spada S, CoronaM, et al. Cancer precursor lesions in intact stomach Helicobacter pylori gastritis and in resected stomach gastritis. J Exp Clin Cancer Res, 2003, 22(3): 371 - 378.

42. Yu J, Miehlke S, Ebert MP, et al. Frequency of TPR-MET rearrangement in patients with gastric carcinoma and in first-degree relatives. Cancer, 2000, 88(8): 1801 - 1806.

43. Yasui W, Yokozaki H, Fujimoto J, et al. Genetic and epigenetic alterations in multistep carcinogenesis of the stomach. J Gastroenterol, 2000; 35 Suppl 12: 111 - 115.

44. 刘小妹, 叶仙萍, 赵丽娟,等. 胃癌的危险因素浅析及预防. 职业与健康, 2007,17(7):

104－105.

45. Wang J, Chi DS, Kalin GB, et al. Helicobacter pylori infection and oncogene expressions in gastric carcinoma and its precursor lesions. Dig Dis Sci, 2002, 47 (1): 107－113.

46. Vandenplas Y. Helicobacter pylori infection. World J Gastroenterol, 2000, 6(1): 20－31.

47. Huiping C, Kristjansdottir S, Bergthorsson JT, et al. High frequency of LOH, MSI and abnormal expression of FHIT in gastric cancer. Eur J Cancer, 2002(38): 728－735.

48. Da Zhang, Shan-Ling Gao, Li Zhu, et al. Association between Runx3 protein expression and Helicobacter pylori infection in different types of gastric polyps and gastric cancer. World J Gastroenterol, 2010,18(13):1371－1374.

49. Abraham SC, Singh VK, Yardley JH, et al. Hyperplastic polyps of the stomach: associations with histologic patterns of gastritis and gastric atrophy. Am J Surg Pathol, 2001, 25(4): 500－507.

50. Murakami K, Mitomi H, Yamashita K, et al. p53, but not c-Ki-ras, mutation and down-regulation of p21WAF1/CIP1 and cyclin D1 are associated with malignant transformation in gastric hyperplastic polyps. Am J Clin Pathol, 2001, 115(2): 224－234.

51. Yao T, Kajiwara M, Kuroiwa S, et al. Malignant transformation of gastric hyperplastic polyps: alteration of phenotypes, proliferative activity, and p53 expression. Hum Pathol, 2002, 33(10): 1016－1022.

52. 刘新民，王庆生，马骏，等. 天津市区胃癌危险因素的配对病例对照研究. 中华流行病学杂志, 2001, 22(5): 362－364.

53. Nishino Y, Inoue M, Tsuji I, et al. Tobacco smoking and gastric cancer risk: an evaluation based on a systematic review of epidemiologic evidence among the Japanese population. Jpn J Clin Oncol, 2006, 36(12): 800－807.

54. 孙中行. 胃癌的流行病学·胃癌. 上海：上海科学技术出版社, 1987, 21－27.

55. Franceschi S, Vecchia CL. Alcohol and the risk of cancers of the stomach and colon-rectum. Dig Dis, 1994, 12(5): 276－289.

56. Chow WH, Swanson CA, Lissowska J, et al. Risk of stomach cancer in relation to consumption of cigarettes, alcohol, tea and coffee in Warsaw, Poland. Int J Cancer, 1999, 81(6): 871－876.

57. Kneller RW, You WC. Cigarette smoking and other risk factors for progression of precancerous research lesions. J Natl Cancer Inst, 1993, 85: 1038－1049.

58. 刘爱民，赵金扣，武鸣，等. 江苏省大丰市胃癌危险因素病例对照研究. 中国肿瘤, 2007, 16(3): 152－154.

59. 张宗卫. 心理因素与癌症. 中国肿瘤, 2006, 15(11): 711－713.

第二章 胃癌前病变的病因病机

胃癌前病变(PLGC)的病因及发病机制尚未完全阐明,现已明确幽门螺杆菌(*Helicobacter pylori*,Hp)感染为慢性胃炎最主要的病因,有人将其称为 Hp 相关胃炎。但其他物理性、化学性及生物性有害因素长期反复作用于易感人体也可引起本病,病因持续存在或反复发生即可形成慢性病变。胃癌前病变是一种慢性进行性病变,多由浅表性炎症逐渐发展而来,临床观察也证明了这一点,如青年人多为浅表性胃炎,老年人多为萎缩性胃炎和(或)肠化;浅表性胃炎与萎缩性胃炎和(或)肠化又常同时存在同一病人;另外回顾性胃黏膜活组织检查也发现,一部分浅表性胃炎数年之后可变为萎缩性胃炎和(或)肠化。

目前认为胃癌前病变是由多种原因造成的,其发病可能与 Hp 感染、免疫因素、遗传因素、中枢神经功能失调,以及多种有害因素的刺激和感染有关。根据临床实践推测和实验研究,人们认为胃癌前病变主要由以下几个方面的原因引起:

第一节　理化刺激因素

一、化学性刺激

化学刺激包括饮酒、吸烟及长期服用对胃黏膜有损害的药物等。辛辣食物、腌制品也是引起胃炎的化学性刺激因素。在这些有害因素的长期作用下,胃黏膜可产生慢性炎症性改变,逐渐可发展为慢性萎缩性胃炎,进一步转变为胃癌前病变。

饮用烈性酒后可引起胃黏膜的急性炎症,已通过胃镜观察得到证实;但也有人认为,长期饮酒者在停饮三周后胃炎即告痊愈。突然大量饮酒可以引起急性胃炎,胃黏膜充血、水肿,甚至发生糜烂,但多能自愈。Beaumont 通过胃瘘病人最早观察到酒精可使胃黏膜产生片状潮红,以后又通过胃镜观察证实了这一现象,但停止饮酒后即恢复。Wood 用盲目活检法观察慢性嗜酒者 51 例,均有浅表性胃炎,停止饮酒即恢复,但长期饮用高度酒,过量的酒精可增加 H^+ 的反弥散;能使细胞原浆脱水发生沉淀,破坏黏膜内和黏膜下正常的组织结构;亦可破坏正常的能量代谢,从而导致黏膜细胞功能的降低甚至消失,其浓度愈高,这些作用亦愈强。如慢性饮酒可影响胃黏膜细胞合成分泌前列腺素 E 和 7-亚油酸,使细胞失去这些物质的保护,更易被有害物质破坏。另外,过量的酒精刺激还能反射性地引起唾液分泌,呼吸、心率加快,同时亦反射性地刺激胃酸的分泌。这种保护性反应若长期如此,也可对胃黏膜造成损伤,久而久之导致胃黏膜腺体的萎缩,发展成胃癌前病变。

吸烟者患慢性萎缩性胃炎者多,有人统计每日吸烟超过 20 支者,有 40% 患有慢性胃炎。烟草的主要有害成分是尼古丁,无论纸烟、卷烟或旱烟,过量吸食(20 支/日)都是有害的。烟碱对中枢神经系统有先兴奋后抑制的作用,它可以刺激脑的呼吸、血管运动及呕吐中枢,可以引起中枢性的恶心、呕吐和周围性肠蠕动增加。有国外资料表明,吸烟与胃体胃炎的发病关系很大,但是过量吸烟者胃窦胃炎的发病率明显增高,这可能是由于烟草中的主要有害成分抑制胃黏膜细胞合成分泌前列腺素,导致胃黏膜损害。

对胃有刺激的药物很多,如水杨酸盐类、保泰松、吲哚美辛(消炎痛)等,长期服用可招致慢性胃炎。又如风湿性疾病病人长期服用阿司匹林,50% 可出现胃黏膜的损伤,但是服用肠溶衣包裹的阿司匹林后,胃黏膜损伤的发病率明显降低。

二、物理性刺激因素

吃过于粗糙的食物,或因牙齿缺陷,咀嚼不全,食物未经嚼碎即行咽下,久之可损伤胃黏膜,造成慢性胃炎。长期进食过热的食物也会导致胃黏膜的损伤,动物实验证实,用 $50 \sim 58\,^\circ\!C$ 的热水喂犬,6 个月后即形成萎缩性胃炎。

三、胆汁反流

胆汁反流也是慢性胃炎最重要的原因。根据胃镜检查所见,有报告发现 B 型胃炎患者,50% 有胆汁反流。在施行胃部分切除及毕氏 Ⅱ 型胃-空肠吻合术的患者,吻合口附近的胃黏膜多有胃炎改变,认为这和胆汁自肠腔反流入胃有关。至于胆汁反流引起胃炎的机理,有人认为由于幽门括约肌功能失调或胃空肠吻合术后,胆汁或十二指肠液可反流至胃内,并破坏胃黏膜屏障,促使 H^+ 及胃蛋白酶反散至黏膜内引起一系列病理变化,胆汁所含的牛胆酸盐及其他物质能破坏胃黏膜屏障,

引起 H^+ 的逆向弥散,H^+ 在黏膜下刺激肥大细胞分泌组胺,导致血管扩张、黏膜充血、组织水肿和细胞浸润,形成胃炎。以上这些因素是引起 B 型萎缩性胃炎的原因。

第二节　生物因素

细菌或毒素是引起胃炎的生物因素,患有慢性牙龈炎、齿槽溢脓、慢性扁桃体炎或慢性鼻窦炎者,含有细菌毒素的分泌物经常随唾液和食物咽下,久之引起胃炎。

肝硬化患者慢性胃黏膜充血,可能为胃炎的诱因。慢性肝病患者常有慢性胃炎的症状和体征,胃黏膜染色也证实在乙型病毒性肝炎病人胃黏膜内有乙型肝炎病毒的抗原抗体复合物。瑞金医院报道 91 例萎缩性胃炎病人,有 24 例(26.4%)合并慢性肝炎。所以慢性传染病特别是慢性肝病对胃的影响值得注意。

Hp 是一种微嗜氧、触酶阳性、具有尿素酶活性的革兰阴性螺旋菌,其生存主要依附于胃窦部和胃体部黏膜上,少见于贲门黏膜上。人们对 Hp 与慢性胃炎之间的关系进行了系列研究,现已有大量证据支持 Hp 为慢性胃炎的病原菌,进而使之演变成胃癌前病变。如:慢性胃炎患者 Hp 的检出率很高(50%~80%),而正常胃黏膜很少检出 Hp(0.6%),慢性活动性胃炎者更高(达 90% 以上);慢性胃炎尤其是慢性活动性胃炎患者血清中 Hp 抗体明显升高,并可在其胃液中检出抗 Hp 免疫球蛋白;胃黏膜上 Hp 的数量与多形核白细胞的浸润成正比,Hp 感染的量与胃炎严重程度、活动性和胃上皮损伤及其程度呈明显正相关,Hp 黏附较多的部位,上皮细胞变性,细胞内黏蛋白颗粒耗尽,胞质减少,核质比例增大;经抗 Hp 治疗,Hp 清除后,胃黏膜组织的炎症明显改善,而感染复发者炎症又出现;志愿者口服 Hp 悬液引起胃炎的症状和病理变化;自身免疫性胃炎、淋巴细胞性胃炎及术后胆汁反流性胃炎,Hp 的检出率很低,提示 Hp 并不是胃炎的继发感染。

第三节　免疫遗传因素

一、病因

免疫因素与胃癌前病变有较密切的关系,在萎缩性胃炎,特别是胃体胃炎患者的血液、胃液中或萎缩黏膜的浆细胞内,常可找到壁细胞抗体(parietal cell antibody,

PCA)和内因子抗体(intrinsic factor antibody，IFA)，两者均为自身抗体。这两种抗体在伴有恶性贫血的胃萎缩者中检出率相当高。恶性贫血属于自身免疫性疾病，故认为自身免疫反应是慢性萎缩性胃炎的相关病因。

有学者研究了免疫反应在慢性萎缩性胃炎中的作用，已经证明人患慢性萎缩性胃炎时体内有"壁细胞抗体"存在，它们使壁细胞总数减少，导致胃酸分泌减少和丧失。如患白癜风合并恶性贫血病人的"内因子-自身抗体"，可能是在慢性萎缩性胃炎的基础上发生恶性贫血的决定因素。有人统计萎缩性胃炎病人约有50%可以发现浆细胞为主的慢性炎症细胞浸润，血清和胃液中有对抗壁细胞微粒体的抗体。但这一现象是原发或继发，目前难以判断，不过值得注意的是，慢性萎缩性胃炎病人胃切除后，绝大多数已找不到壁细胞抗体，而恶性贫血病人，也证明有"抗内因子"的抗体存在。内因子是壁细胞所分泌的一种糖蛋白，食物中的维生素 B_{12} 必须和内因子结合后才能被末端回肠吸收。IFA 存在于患者的血清和胃液中，胃液中的 IFA 与恶性贫血发病有关，IFA 具有特异性，几乎仅见于 A 型萎缩性胃炎伴恶性贫血者。

二、机制

关于自身免疫反应是如何导致慢性萎缩性胃炎的，一般认为免疫所引起的损害是继发的。先有黏膜受损，损伤的因素可以是外源性或内源性，其使壁细胞抗原释出，刺激免疫细胞引起延迟型免疫反应，造成胃黏膜慢性炎症，继而通过体液免疫，产生 PCA。B 细胞抗原和抗体形成的免疫复合物在补体参与下破坏壁细胞，当壁细胞数量显著减少时，由于缺乏壁细胞抗原的刺激，不再出现延迟型免疫反应。因此在胃萎缩时，固有膜内慢性炎症细胞浸润轻微或缺如。

1. IFA

血清中 IFA 属 IgG。IFA 可分为阻断抗体(Ⅰ型)和结合抗体(Ⅱ型)两型。Ⅰ型 IFA 与内因子结合后能阻断维生素 B_{12} 与内因子形成复合物，以致维生素 B_{12} 不能吸收。Ⅱ型 IFA 与内因子-维生素 B_{12} 复合物结合而阻碍它们在回肠壁中的吸收，在恶性贫血患者中Ⅰ型 IFA 的阳性率约53%，Ⅱ型 IFA 的阳性率约30%。IFA 存在于患者血清和胃液中，但以胃液中的抗体作用较强，血中抗体作用较弱。血 IFA 的存在并不能决定有无维生素 B_2 吸收障碍。IFA 具有特异性，通常仅见于萎缩性胃炎伴恶性贫血者。

2. PCA

PCA 存在于血液和胃液中，血清中 PCA 主要为 IgG，胃液中 PCA 为 IgG 或 IgA，其抗原存在于壁细胞分泌小管的微绒毛膜上。PCA 具细胞特异性，仅与壁细胞反应,而无种属特异性。恶性贫血患者中 PCA 的阳性率高达 90% 以上,不伴有恶性贫血的萎缩性胃炎患者 PCA 的阳性率在 20%~60%。全胃切除后 4~6 个月,血清 PCA 滴度下降甚至消失。其他自身免疫性疾病 PCA 的阳性率也很高,如甲状腺疾病、结缔组织疾病、糖尿病、慢性肾上腺皮质机能减退症及慢性肝病,阳性率为 20%~30%。动物实验证实反复注射 PCA 可造成胃体萎缩性胃炎。

3. 延迟型变态反应

胃萎缩患者尚有延迟型变态反应存在。将患者的淋巴细胞做组织培养,如加入胃黏膜匀浆或内因子,可将淋巴细胞转化为淋巴母细胞。用胃黏膜匀浆免疫狗,可制成胃炎的动物模型,其可产生黏膜变性和炎症病变,见大量淋巴细胞和浆细胞浸润,甚至还出现 PCA,壁细胞数量明显减少。

4. B 淋巴细胞功能亢进

有资料表明 A 型萎缩性胃炎患者血清 IgA 与 IgM 升高,B 型萎缩性胃炎患者血清 IgG、IgA 与 IgM 均显著高于正常人,提示萎缩性胃炎患者有 B 淋巴细胞功能亢进。

第四节　胃蛋白酶原、胃泌素、中枢神经因素

一、胃蛋白酶原与胃癌前病变

胃蛋白酶原(pepsinogen,PG)是胃液中的胃黏膜特异性功能酶——胃蛋白酶的无活性前体,属于胃黏膜分泌的天冬氨酸蛋白水解酶。在酸性环境下 PG 被在胃内转化为具有消化功能和活性的胃蛋白酶是胃黏膜内主要的酸性蛋白酶。根据基因位点、免疫原性和生化性质的不同可将 PG 分为 PG I 和 PG II,亦称 PG I、PG II 两个亚群。PG I 和 PG II 的组织分布和细胞来源各不相同。正常情况下,大部分 PG 在细胞顶部的分泌颗粒中,经细胞分泌,通过胞吐作用直接进入胃腔,遇酸后肽链裂解成具有活性的胃蛋白酶,并发挥其消化蛋白质的作用,但也有少量 PG(约 1.0%)透过胃黏膜的毛细血管进入血液中。故可从血清中检测,称为血清 PG。而胃黏膜是 PG 的唯一来源,故 PG 变化能够反映出胃蛋白酶分泌及胃黏膜的功能,折射出胃部的病理状况。

近年来,随着对血清 PG 研究的不断深入,发现血清 PG 含量的变化与胃癌以及其他胃部疾病有密切的关系,血清 PG 测定作为癌前病变高危人群和胃癌的血

清学筛查指标已引起越来越多研究者的关注。浅表性胃底腺黏膜胃炎患者血清PG I 和 PG II 均升高,但 PG II 的升高率为 PG I 的 3 倍,可使 PG I /PG II 比值下降至(6.2±0.2)~(4.3±0.1);在轻、中度胃炎,出现 PG I 下降,PG II 升高,使 PG I /PG II 比值降低到 2.9±0.4,显著低于正常和浅表性胃炎(Samloff);严重的慢性萎缩性胃炎患者,血清 PG I 急剧下降,PG II 维持不变,导致 PG I /PG II 比值更大幅度降低,可达到>(0.7±0.3)(Sipponen)。由此可见,从浅表性胃炎到严重萎缩性胃炎,PG I /PG II 比值越来越低。据 Varis 在 1979 年报道,在高危人群中以 PG I 的降低筛选慢性萎缩性胃炎,得到了 97% 的灵敏度和 91% 的特异度。鉴别功能分析显示,血清学判断胃底黏膜组织学状态的最佳指标是 PG I /PG II 比值和 PG I 绝对值相结合,它对胃底黏膜状态判断的总灵敏度与阳性预示值为 70%,有胃底腺黏膜“血清学活检”的美称(Samloff)。在区分有无广泛性慢性胃炎时,PG I /PG II 比值是比激发条件下的胃蛋白酶产量更好的指标(Miki)。

萎缩性胃炎是最常见的胃癌前状态,黏膜萎缩多起始于胃小弯,逐渐延及胃窦,继而累及胃体。随着萎缩性胃炎的加重,胃黏膜正常腺体功能逐渐丧失,严重时胃体腺主细胞数量减少甚或被幽门腺取代,导致酶的分泌、合成功能受到影响。

曹勤(2006 年)等的研究提示,萎缩性胃炎患者的 PG+和 PGR 水平显著降低,且与萎缩的部位和程度显著相关,血清 PG 可作为萎缩性胃炎的非侵入性诊断方法,并可定位诊断胃体萎缩。崔晓宇等研究显示,PG+和 PGR 在萎缩性胃炎组水平明显低于对照组,且随病情进展,萎缩性胃炎患者血清 PG+、PGR 水平逐渐降低。何玉善等研究表明,慢性萎缩性胃炎血清 PG+、PGR 与对照组相比显著降低。血清 PG+、PGR 在胃体萎缩组、全胃多灶性萎缩组水平显著低于胃窦萎缩组。

Kuwahara 研究了 566 人,以 PG I /PG II 比值<3 和 PG I <70 为诊断萎缩性胃炎的界值,并将 PG I /PG II 比值<2 者判为重度。结果显示 202 例诊断为慢性萎缩性胃炎并发现 Hp 血清阳性者,萎缩性胃炎的发生率提高 10 倍,绿茶可以减少重度萎缩性胃炎发生的危险度。Gritti 指出,在一般的胃炎患者中,血清 PG I 是处于较高水平;而在萎缩性胃炎,血清 PG I 总是处于低水平;但在此两种情况下,血清 PG II 均为高水平。因此,在大多数病理情况下,PG I /PG II 比值降低。Oksanen 从207 例门诊患者中检出 52 例萎缩性胃炎,发现 HP 和 CagA 抗体与胃窦部萎缩性胃炎相关性很强,而与胃体部胃炎不相关;而 PG I 的降低才是中度和重度胃体部萎缩性胃炎的最灵敏和最特异的指标。Santoro 的研究指出测定血清 PG I /PG II 比值是区分慢性萎缩性胃炎不同阶段的可靠指标之一。已有很多研究表明,萎缩性胃炎患者中有相当一部分患者发展成胃癌,血清中 PG I 的降低是胃体胃底萎缩性胃炎的良好指标。因此,PG I 可用以诊断萎缩性胃炎并提示胃癌高危,从而检出可根治的早期胃癌。

二、胃泌素与胃癌前病变

胃泌素（gasritn，GAS）又称促胃液素，是一种最早为人们所认识的胃肠肽类激素，主要在胃窦和十二指肠的 G 细胞合成，它通过激活 ECL 细胞刺激胃酸分泌，释放组胺，刺激胃肠道上皮增殖；胃泌素还有增加胃黏膜血流、加速胃黏膜损伤组织的修复以及参与胃黏膜炎症反应等作用。胃泌素是一种有效的胃促细胞分裂剂，其分泌过多或过少都有可能导致胃黏膜细胞增殖和凋亡的异常，参与对肿瘤生长的正性调节。

胃泌素的基因定位于 17 号染色体 g 区，由 4.1kb 组成；胃窦和十二指肠近端黏膜的 G 细胞是胃泌素合成和分泌的主要场所；内分泌、旁分泌和腔分泌是胃泌素释放的主要途径。酰胺化胃泌素是胃泌素存在的主要形式，包括 G-17 和 G-34 两种主要分子形式，其中，G-17 占 80%~90%，是胃窦胃泌素的主要形式，具有全面的生理学功能，也即通常所指的胃泌素。

近年来，大量的研究指出，胃泌素在胃黏膜的癌变过程中起到了十分重要的促进作用，主要表现在：促进细胞增殖与分化，抑制肿瘤细胞凋亡及协同环氧化酶-2促癌作用等。令人感兴趣的是，在胃黏膜癌变的过程中，胃泌素在发挥上述作用的同时，其在原位的表达状况以及血清中的水平可发生相应的改变，并由此为癌变过程不同阶段的判定和胃癌发生的监测，乃至胃癌的早期诊断提供了可能。另一方面，由于胃泌素在 G 细胞内合成后可释放入血，因此血清胃泌素的检测与分析亦成为学者们研究胃泌素与胃癌间关系的一个重要途径。

大量的研究显示，胃泌素在发挥自身正常生理作用的同时，也与胃癌的发生、发展密切相关。Tahara 等用 MNNG 制备大鼠胃癌模型，并于早期皮下注射五肽胃泌素，结果大鼠胃腺癌的发生较未注射五肽胃泌素更早；用 ENNG 制备狗胃癌模型时加用胃泌素，结果出现类似人类 Borrman Ⅳ 胃癌。Ishizuka 等发现，胃癌细胞在加有胃泌素的培养基中增殖加快，DNA 和蛋白质合成旺盛；胃泌素抗体拮抗剂 JMV520 能抑制这两种细胞株对胃泌素的反应。Wang 等观察到高胃泌素转基因小鼠 12 周后壁细胞数量逐渐减少，胃黏膜萎缩，出现肠上皮化生；20 个月以后，大多数转基因小鼠发生胃癌。近期，有研究指出，胃泌素还可通过促进肿瘤细胞分泌基质金属蛋白酶 1、2 和9，而加速肿瘤细胞的浸润和转移。刘益清等报道，在 28%（7/25）的胃癌组织，有 G 细胞的存在，其胞核呈典型的癌细胞核特征，并不是正常 G 细胞在黏膜发生癌变时的残留部分；Szabo 等发现，胃癌细胞能够表达胃泌素，且主要释放到胃液中，胃癌细胞具有胃泌素受体，所以它们以自分泌的形式表现促进自身生长的属性。Ohing 等的研究表明，胃泌素能促进胃黏膜上皮多种类型的细胞，包括肠嗜铬样细胞和胃腺颈部干细胞等的增殖及壁细胞的分化；顾洛等发现，G-17 可使大鼠胃黏膜的血流量增加。Hiraoka 等报道，胃泌素能促进白细胞介素-8（LI-8）、中性粒细胞趋化因子 mRNA 的表达以及 LI-8 的释放。

研究表明,胃泌素促进肿瘤发生、发展的机制可能是:胃泌素作为自分泌生长因子与其受体结合后诱导细胞内钙离子流动,并激活细胞内腺苷酸环化酶使环磷酸酰胺浓度升高,引发细胞内一系列的信号传导,并最终导致 c-fos、c-jun 和 c-myc 等细胞分化早期基因的表达和丝裂素活化蛋白激酶的活化,进而促进了 DNA 合成和细胞分裂;通过调节 bcl-2 和 bax 的表达,诱导 p53 基因的突变而抑制肿瘤细胞的凋亡;通过促进肿瘤细胞分泌基质金属蛋白酶 1、2 和 9,而加速肿瘤细胞的浸润和转移;此外,胃泌素尚具有增强化学致癌剂的致癌作用,以及协同环氧化酶-2 的作用。Henwood 等的研究显示,胃腺癌组织中胃泌素的表达较慢性萎缩性胃炎明显升高;Baldwin 等发现两种胃癌细胞株均表达胃泌素 mRNA;李哲夫等用放免法测得体外培养的人胃癌细胞株 MKN45 的培养液中含有胃泌素,提示 MKN45 细胞能分泌和释放胃泌素。也有实验显示胃腺癌细胞株或胃癌手术切除标本中均无胃泌素的表达;林静等通过计数 G 细胞发现,癌旁的组织中 G 细胞数量减少。

目前,关于胃泌素蛋白在胃癌和其他胃黏膜疾病(病变)组织中表达状态的研究中存在着争议,且存在着缺乏系统性、动态性和样本量偏小以及未对胃泌素蛋白作为胃癌及其癌前疾病(病变)的生物学标志物的价值加以评价等一系列问题;而关于血清胃泌素水平影响因素的研究以及胃黏膜癌变过程中血清胃泌素水平变化与胃泌素原位表达状态的关系,迄今为止,国内外尚未见系统报道。另外,虽然血清胃泌素的水平与 G 细胞的数量和功能状态密切相关,但是血清胃泌素的水平也易受诸如年龄、进食、某些药物、分泌形式、生理状态等多种因素的影响,进而造成检测结果中混杂因素的存在。期待此方面有更多大样本量的深入研究出现。

三、中枢神经因素

慢性萎缩性胃炎的发生原因与精神状态有着密切的关系,同时皮质类固醇缺少及垂体功能降低可能参与作用。

在正常生理情况下,大脑皮层作为最高调节中枢,分析和综合外部感受器和内部感受器传来的神经冲动,从而通过皮层各下级中枢调节各组织器官的生理功能。大脑皮层对全身组织器官功能的调节通过两种基本过程——兴奋和抑制的相互作用和平衡关系来保证的。这两种神经过程通过反馈与负反馈的相互调节制约而处于动态平衡状态,从而调节着各种组织器官的功能,使它们能随着体内外环境的变化发生相的变化,在正常范围内相互协调地活动。反之,在过度的精神刺激、忧郁、劳累以及其他精神因素的反复作用下,由于强烈的病理性冲动不断传入皮层,造成皮层神经细胞的过度紧张,兴奋过程与抑制过程之间的平衡失调,结果皮层功能弱化,甚至衰竭。此时,皮层下中枢失去来自皮层的抑制,其兴奋性过度升高,使自主神经细胞长期处于兴奋状态,因而引起自主神经的机能失调,导致胃部出现各种病理改变。如胃壁血管产生痉挛性收缩,形成缺血区,胃黏膜则发生营养不良,胃腺分泌异常,甚至逐渐形成腺体的萎缩等。长期的失调可产生器质性病变,导致慢性胃炎的发生,进一步发展为慢性萎缩性胃炎。在临床上,经常发现精神因素与食欲有密切关系,即为此理。在当今"社会-心理-生物"医学模式转变过程中神经精神因素与本病发病的关系越来越明显、突出,许多慢性萎缩性胃炎的患者每因精神因素的变化而使病情加重。

第五节　年龄、胃黏膜营养因子缺乏和其他因素

　　临床统计资料表明,随着年龄的增长,萎缩性胃炎和肠腺化生的发生率逐渐升高,病变程度不断加重,范围亦越广,但炎症细胞浸润程度与年龄关系不大。老年人的胃黏膜常见黏膜小血管扭曲、小动脉壁玻璃样变和管腔狭窄,这种胃局部血管因素和胃黏膜半生理的退行性变,可使黏膜营养不良,分泌功能下降和胃黏膜屏障功能低下,这些是使老年人发生萎缩性胃炎的重要因素。理论上讲,胃黏膜营养因子缺乏或胃黏膜感觉神经终器(end-organ)对这些因子不敏感可引起胃黏膜萎缩。已知胃黏膜营养因子有胃泌素、表皮生长因子(epidermal-grouwthfactor)、尿抑胃素(urogastrone)等,胃黏膜营养因子以及叶酸、维生素 C、蛋白质、铁、维生素 B_{12} 等非特异性营养物质的缺乏均可引起胃黏膜萎缩。很多事实表明缺铁性贫血与萎缩性胃炎关系密切。Badanoch 报道缺铁性贫血 50 例,正常胃黏膜、浅表性胃炎及萎缩性胃炎各占 14%、46%及 40%。但是贫血引起胃炎的机制尚不明了。有些学者认为胃炎是原发病,因为胃炎而胃酸低导致铁不能吸收,或因胃出血以致形成贫血;另一种意见认为先有贫血,因为身体内铁缺乏使胃黏膜更新率受到影响而容易发生炎症。

　　窦、扁桃体等处的慢性感染灶产生的细菌及毒素长期刺激胃黏膜,可导致慢性炎症的发生;慢性右心衰竭、肝硬化门静脉高压症可引起胃黏膜淤血缺氧;尿毒症时血尿素氮增高可引起胃黏膜对刺激物耐受性降低,使其易于损伤。这些因素可各自起作用,或与 Hp 协同作用导致多灶性萎缩。此外,某些慢性传染病、黄疸、干燥综合征、甲状腺功能异常或垂体功能异常或垂体功能减退等内分泌疾患,均可引起或伴发慢性萎缩性胃炎。胃癌、胃溃疡、胃息肉也常常合并慢性萎缩性胃炎的发生。

第六节　胃癌前病变的主要病理变化

胃癌前病变是由于各种有害因素作用于易感人体而形成,虽然病因不同,而病理过程可能相似,由轻到重,由浅表到萎缩、肠化、腺体增生等。浅表性胃炎的炎症细胞浸润腺颈部较多,病理上可见到炎症细胞穿过腺颈部。腺颈部是腺体的生发中心,炎症引起腺颈部细胞的破坏,细胞更新率下降,导致腺体不可逆的改变,最终形成萎缩性胃炎。因此,萎缩性胃炎可以看作是各种因素引起胃黏膜病变的最后结局,是胃癌发生的关键环节。

一、炎症、糜烂和疣状增生

炎症限于胃小凹和黏膜固有层的表层。肉眼见黏膜充血,水肿,或伴有渗出物,主要见于胃窦,也可见于胃体,有时见少量糜烂及出血。镜下见黏膜浅层有中性粒细胞、淋巴细胞和浆细胞浸润,深层的腺体保持完整。此外,某些患者在胃窦部有较多的糜烂灶,或伴有数目较多的疣状凸起,称慢性糜烂性或疣状胃炎。

二、萎缩

炎症深入黏膜固有膜时影响胃腺体,使之萎缩。胃黏膜层变薄,黏膜皱襞平坦或消失,可为弥漫性,也可呈局限性。镜下见胃腺体部分消失,个别者可完全消失,黏膜层、黏膜下层有淋巴细胞和浆细胞浸润。有时黏膜萎缩可并发胃小凹上皮细胞增生,致使局部黏膜层反而变厚,称萎缩性胃炎伴过形成。如炎症蔓延广泛,破坏大量腺体,使整个胃体黏膜萎缩变薄,此时即称为萎缩。萎缩性胃炎可发生肠腺上皮化生和假性幽门腺化生,在增生的胃小凹和肠化上皮的基础上可发生异型增生(dysplasia)。异型增生是一种不正常黏膜,具有不典型细胞、分化不良和黏膜结构紊乱的特点,认为极可能是癌前病变。

三、肠上皮化生

胃黏膜肠上皮化生可发生在胃固有黏膜——幽门腺黏膜,胃底腺黏膜、贲门腺黏膜,最早发生肠上皮化生的部位,一般在幽门部小弯侧和幽门腺黏膜与胃底腺黏膜交界处。肠上皮化生的发生率随年龄增加而变高,而且肠上皮化生的程度也是随年龄增加更显著。在组织学上,肠上皮化生上皮一般与小肠上皮类似。据说在酶组织化学上也有与大肠类似者。肠上皮化生上皮主要是由吸收细胞(absorptive cell or principal cell)构成,在这些细胞之间有杯状细胞(goblet cell)。另外腺底部有潘氏细胞(Paneth cell)。

光学显微镜下,吸收细胞是柱状,细胞的游离面有纹状缘(striated border),用PAS染色纹状缘更明显。一般吸收细胞不产生黏液,PAS、Alcian blue染色阴性。杯状细胞是产生黏液显著的细胞,PAS,Alcian blue染色均呈强阳性。杯状细胞分泌方式是顶浆分泌。潘氏细胞核上部的胞浆内充满H、E染色红染的颗粒。电镜观察,吸收细胞游离面有丰富的微绒毛,微绒毛长度和分布密度规则,在微绒毛内发现微根(rootlet)。这种构造是光学显微镜下的纹状缘。杯状细胞是富于黏液滴的细胞,核上部细胞质几乎全部被黏液滴所占据,核被压到基底部。黏液滴是大型的,电子密度较腺窝上皮的黏液细胞的黏液滴低。在杯状细胞的游离面能否看到绒毛,取决于黏液分泌状态。潘氏细胞的胞浆内糙面内质网较多,在核上部胞浆内有大型高电子密度的颗粒。胃固有腺体(幽门腺、胃底腺)是复管腺,肠上皮化生时出现的是单管腺。肠上皮化生上皮的分裂层在腺底部。

四、腺体上皮增生

根据Padova分类标准及Vienna标准。胃黏膜腺体上皮的增生可分为胃黏膜腺体上皮反应性增生(gastric epithelial reactive hyperplasia, GERH)及胃黏膜腺体上皮轻度异型增生(gastric epithelial low-grade dysplasia, GELD),两者的病例特点如下。GERH:胃黏膜腺颈部腺体增殖带细胞增生活跃,胃小凹延长、弯曲,腺体形状不规则、拥挤;腺上皮细胞密集;核体积增大,染色加深;核浆比例轻度升高,可见分裂象及1个或多个小核仁,核膜无明显增厚。大多数情况下炎性(多为活动性炎症)背景明显,可局限于胃小凹腺颈部或延伸至表面,甚至出现急性炎性渗出、糜烂、溃疡等,可伴有肠上皮化生,但此类增生的腺体向表面上皮或向下方固有膜分化逐渐成熟,或表现为腺体增生逐渐过渡为周围正常黏膜组织,病变没有明显的界线。GELD:腺体结构表现为大小、形态异常,紊乱、拥挤,有分支、乳头或"出芽"现象,可见大小不等扩张的腺体,类似于结肠的腺瘤性增生;腺上皮细胞大小形态不一,明显多形性;核体积增大,圆形或长杆状;核浆比增加,核膜、核仁明显,易见到分裂象;胞浆、胞核染色均加深,胞核呈假复层排列,虽基本上位于基底侧,但排列紊乱。细胞的分泌功能不同程度减退或无黏液分泌,可伴有不同程度的肠上皮化生,腺体的异型性可延伸至黏膜表面或向下面固有膜延伸,与正常黏膜无过渡或移行现象,呈界限清楚的局灶状分布。

例如,GERH——胃小凹上皮增生。正常胃黏膜表面的许多浅沟将黏膜分成许多直径2~6 mm的胃小区,黏膜表面遍布约350万个不规则的小孔,即胃小凹。每个胃小凹底部与3~5条腺体相连,胃小凹就是这些腺体的开口。胃小凹上皮增生是一种反应性增生,胃黏膜在长期炎症刺激的条件下可以发生,糜烂性胃炎常合并胃小凹上皮增生。有资料表明,不规则的胃小凹是早期胃癌的表现。

例如：GELD——不典型增生。临床上又称异型增生，病理上表现为胃黏膜上皮细胞在正常再生过程中过度增生。由于增生细胞丧失正常分化方向，因此在结构和功能上偏离正常轨道。显微镜下表现为增生细胞与正常细胞形态不同，腺体结构排列紊乱。通常根据显微镜下增生细胞形态学与正常细胞变化的差异、腺体排列紊乱的程度，将不典型增生分为轻度、中度和重度。胃镜下不典型增生并无特殊表现，可以发生在胃黏膜平坦、凹陷或隆起的病灶上。不典型增生需要进行组织病理学检查才能做出诊断及判断程度。

参考文献

1. 顾洛,许宏俐,闻长栋,等. 神经肽在中枢和外周对大鼠胃黏膜血流量的调节作用. 中国应用生理学杂志,2003,19:383 - 387.

2. Tahara, Takeuchi Y, Seva C, et al. Gasrin andglycine-extended Processing intermediates induce different programs of early gene activation. J Biol Chem, 1995,270:28337 - 28341.

3. Ishizu J, Townsend CM, Bold RJ, et al. Effects of gastrin on 3′,5′-cyclic adenosine monophosphate, intracellular calcium and phoshatidylinositol hydrolysis in human colon cancer cells. Cancer Res, 1994,54:2129 - 2135.

4. Iwase K, Evers BM, Hellmich MR, et al. Regulation of growth og human gastric cancer by gastrin and glycine-extended progastrin. Gastroenterology, 1997,113:782 - 790.

5. Dixon FM, Genta RM, Yardley JH, et al. Classification and grading of gastritis；The updated Sydney System. Am J Surg Pathol, 1996,20:1161 - 1181.

6. Cui G, Koh TJ, Chen D, et al. Overexpression of glycine-extended gastrin inhibits parietal cell loss and atrophy in the mouse stomach. Cancer Res, 2004,64(22):8160 - 8166.

7. Arthr S, Graham B. Biology and pathology of non-amidated gastrin. Scand J Lab Invest, 2001,234:123 - 128.

8. Ishizuka J, Townsend CM, Bold RJ, et al. Effects of gastrin on 3′,5′-cyclic adenosine monophosphate, intracellular calcium and phoshatidylinositol hydrolysis in human colon cancer cells. Cancer Res, 1994,54:2129 - 2135.

9. Lippl F, Kircher F, Erdmann J, et al. Effect of GIP, GLP-1, insulin and gastrin on ghrelin release in the isolated rat stomach. Regul Pept, 2004,119(1 - 2):93 - 98.

10. Brouter N, Plebani M, Sakarovitch C, et al. Pepsinogen A, pepsinogen C, and gastrin as markers of atrophic chronic gastritis in European dyspeptic. Br J Cancer, 2003,88:1239 - 1247.

11. Mardh E, Mardh S, Mardh B, et al. Diagnosis of gastritis by means of a combination of serological analyses. Clinica Chimica Acta, 2002,320:17 - 27.

12. Ohing GV, Wong HC, Llotd KCK, et al. Gastrin mediates the gastric mucosal proliferative response to feeding. Am J Physiol Gastrintest Liver Physiol, 1996,271:G470 - G476.

13. Hiraoka S, Miyazaki Y, Kitamura S, et al. Gastrin induces CXC chemokine expression in gastric epithelial cells through activation of NF-kappaB. AM J Physiol Gastrointest Liver Physiol,

2001,281:G735 - G742.

14. Xia HH, Kalantar JS, Talley NJ, et al. Antral-Type Mucosa in the Gastric Incisura, Body, and Fundus(Antralization); a link between helicobacterpylori infect and intestinal metaplasia? Am J Gastroenterol, 2000,95:114 - 121.

15. Henwood M, Clarke PA, Smith AM, et al. Expression of gastrin in developing gastric adanocarcinoma. Br J Surg, 2001,88:564 - 568.

16. Baldwin GS, Hollande F, Yang A. Biologically active recombinant human progastrin(6—80) contains a tightly bound calcium ion. J Boil Chem, 2001,276:7791 - 7796.

17. Wang J, Chi DS, Kalin GB, et al. Helicobacterpylori infection and oneogene expressions in gastric carcinoma and its precursor lesions. DigDisSei, 2002,47:107 - 113.

18. Laguens RP, Gomez Dumm CLA. Atlas of human electron microscopy. st Louis: Mosby Co, 1969.

19. Naqvi MS, Burrows L, Kark AE. Lymphoma of the gastrointestinal tract; Prognostic guides based on 162 cases. Ann Surg, 1969,221:170.

20. Neutra M, Leblond CP. The golgi apparatus. Scientific American, 1969,220:100.

21. Salaza H, Totten RS. Leiomyoblastoma of the stomach; An ultrastructural study. Cancer, 1970,25:176.

22. Samter TG, Alstott DF, Kurlander GJ. Inflammatory fibroid polyps of the gastrointestinal tract; A report of 3 cases, 2 occurring in children. Am J Clin Path, 1966,45:420.

23. Otsuka Y, Goto H, Niwa Y, et al. The assessment of vertical and lateral invasion of early gastric cancer by magnifying endoscopy. Gastrointest Endose, 2001,53:AB212.

24. Tajiri H, Doi T, Endo H, et al. Routine endoscopy using a magnifying endoscope for gastric cancer diagnosis. Endoscopy, 2002,34:772.

25. 刘变英,陈星. 放大内镜在胃病中的应用. 中华现代外科学杂志,2005,2(10):909.

26. Misdraji J, Lauwers GY. Gastric epithelial dysplasia. Semin Diagn Pathol, 2002, 19(1):20 - 30.

27. Schlemper RJ, Riddell RH, Kato Y, et al. The Vienna classification of gastrointestinal epithelial neoplasia. Gut, 2000,47(2):251 - 255.

第三章 胃癌前病变的分子生物学基础

大量研究表明,胃癌前病变是一种是由多种癌基因、抑癌基因参与、多阶段、多途径协同作用的最终结果,是胃黏膜逐步发展到癌前病变再发展到胃癌的一个演变过程。从正常胃黏膜到胃癌前变以及胃癌的整个过程中,皆存在特征性的差异表达基因。现代分子学研究提示只要找出这些主要关键性基因,并阐明这些基因表达水平的变化与胃癌前病变发生发展的相互关系及其规律,建立这些基因变化规律的数据库,将有可能建立胃癌的预警系统,实现对胃癌的一级预防、对胃癌的治疗及后期监测提供重要的依据,对胃癌的综合防治有重大的现实意义。这方面的研究将是未来的研究热点和发展的方向。

近几年来,国内外学者深入到胃癌前病变的分子生物学领域,从分子基因水平探讨癌变的机制,并发现众多与之相关的基因异常,包括 DNA 甲基化、环氧化酶-2、端粒酶、增殖细胞核抗原等。这些关联密切的分子基因作用于疾病发展的不同阶段,引起机体正常转导信号的紊乱,最终导致胃癌前病变的发生发展。另外,随着分子生物学的迅速发展,对癌基因、抑癌基因、促凋亡调节基因、凋亡抑制基因和相关信号通路的研究越来越深入,我们发现各种致癌因素以协同或序贯的方式引起细胞非致死的 DNA 损害是肿瘤发生的中心环节。生长信号的自我满足,失去对生长抑制信号的敏感性,逃避凋亡,DNA 修复缺陷,无限制的增殖能力,持续的血管生成,以及侵袭转移能力的获得等方面的改变决定了转化细胞获得恶性肿瘤的生物学行为。因此,我们认为胃癌前病变的本质还是多因素引起相关分子生物学表达水平改变的产物,寻找其特异表达部位并阐明其具体功能,对临床防治胃癌前病变具有重大的现实意义。

第一节　DNA 甲基化与胃癌前病变

DNA 甲基化是真核生物 DNA 最普通的修饰,在 DNA 甲基转移酶(DNMT)的作用下,CpG 二核苷酸的胞嘧啶 5′端碳原子共价结合一个甲基基团,甲基化以后,核苷酸的顺序并没有改变,而基因的表达会受到一定的影响。正常细胞中 CpG 是非甲基化的,当其被甲基化后,甲基结合蛋白与之结合,使得染色质密集、基因表达沉默。发生在启动子及周围的 DNA 甲基化将直接阻碍转录因子与启动子结合,使基因不能转录或转录水平降低。肿瘤细胞发生时,细胞基因组甲基化模式发生紊乱,呈现全基因组低甲基化和特定基因组高度甲基化改变。

现代研究已经证实表观遗传学的改变也是肿瘤形成的重要因素。异常甲基化的 DNA 是肿瘤发生过程中的重要角色。启动子的超甲基化引起的基因沉默,影响着肿瘤发生的各个阶段;与正常细胞基因组相比,肿瘤细胞基因组呈现出整体甲基化水平降低和特定位点超甲基化的趋势。以前我们认为基因失活是通过基因突变或基因缺失而实现的,目前大量研究认为,肿瘤细胞的基因失活可通过一个等位基因突变、另一个等位基因维持启动子甲基化状态实现,这些研究已证实甲基化是抑癌基因失活的第三种机制。在肿瘤发生过程中,表观遗传学所致的基因沉默还可导致基因突变,说明基因的甲基化发生在肿瘤形成的早期,这种现象首次在错义修复基因 MHL 上发现。此外,p16 等基因甲基化现象也发生在肿瘤的早期阶段,使基因的相关功能丧失可使细胞绕过早期死亡点,从而使它们易于发生遗传物质的改变,导致死亡逃避。当然 CpG 基因甲基化也不总是引起基因失活,部分启动子区相对稀少的 CpG 甲基化不足以引起相关基因的表达或特殊情况下也可能由于启动子的活性很强而不受甲基的影响。

国内研究发现胃癌组织中 c-myc 和 c-Ha-ras 基因甲基化水平降低, c-Ha-ras 低甲基化是胃腺细胞早期癌变的一个重要遗传学事件。国外研究中发现 CDH1 的甲基化似乎是伴幽门螺杆菌(Hp)感染的慢性胃炎的早期事件,MLH1 甲基化则发生于晚期伴随肠上皮化生的病变中。王贺玲等对与细胞周期及细胞凋亡有关的4 组基因进行研究,结果显示一个癌组织中出现多个基因及其启动子甲基化的现象,说明了甲基化在肿瘤发生过程中协调出现。林海等研究发现,RASSF1A、RUNX3 启动子高甲基化可能是导致其表达降低的原因,并与胃癌进展相关,RUNX3 甲基化可能参与了胃癌的血管、淋巴管转移。王亚东等运用甲基化特异性PCR(MSP)方法,以人乳腺癌细胞、人胚肺成纤维细胞作为阳性及阴性对照,检测中、低分化的胃腺癌细胞系 hTERT 基因启动子区域甲基化情况,结果显示端粒酶阳性的胃癌细胞、人乳腺癌细胞均存在甲基化,而端粒酶阴性的人胚肺成纤维细胞不存在甲基化,且不同分化程度胃癌细胞的 hTERT 启动子区 CpG 位点甲基化情况不同,考虑 hTERT 基因启动子区域的甲基化可能参与了胃癌细胞的发生与发展,且 CpG 位点甲基化与 Hp 感染是否存在无必然联系。

越来越多的研究证实 DNA 甲基化可考虑作为检测胃癌前病变标本中的肿瘤细胞,甚至对血液中肿瘤细胞的检测、预测对化疗药物的敏感性及全面治疗结果的评价都是一个较好的指标。

第二节　环氧化酶-2 与胃癌前病变

环氧合酶(cyclooxygenase,COX)又称前列腺化物合成酶(prosta glandin hyperoxide synthase,PGHS),是花生四烯酸(arachidonicacid,AA)转化为前列腺素和二十烷类的限速酶,可将花生四烯酸代谢成各种前列腺素产物,从而维持机体的各种病理生理过程。目前发现两种环氧酶,即 COX-1 和 COX-2,二者具有不同的结构和生理功能。COX-2 是近年发现并克隆的环氧合酶的一个亚型,不同于 COX-1,COX-2 在正常组织中表达很少,但在炎症、肿瘤或在体外受生长因子、有丝分裂原、细胞因子等刺激后,细胞可被诱导表达大量 COX-2。体外实验表明,大鼠肠上皮细胞经基因转染后过度表达 COX-2,其黏附活性增加而凋亡发生减少,其细胞周期 G_1 期延长。应用选择性 COX-2 抑制剂则可使人结肠癌细胞或基因转染的大鼠肠上皮细胞生长缓慢。此外,COX-2 的高表达可以引起细胞表型改变,增加恶性细胞浸润、转移的潜能,促进血管生成以及引起机体免疫功能的降低。曾有报道称在胃癌组织中前列腺素 E 水平增高,COX-2 的表达水平较浅表性胃炎增高。近年大量的研究表明,COX-2 在胃癌及癌前病变组织表达上调显著高于正常胃黏膜组织。

COX-2 是胃黏膜重要的保护性酶。它可以抑制炎症反应,并且通过催化合成 PGs 促进溃疡愈合。COX-2 mRNA 及蛋白质在正常胃上皮细胞均有表达,一些细胞因子如 EGF、epiregulin、bFGF 通过活化 COX-2 基因,增加其表达与活性而参与维持黏膜完整性。Mizuno 的研究提示在损伤及溃疡模型中 COX-2 mRNA 及蛋白质表达增加,急性期产生的 COX-2 可能对于胃黏膜溃疡愈合及修复起重要作用;在鼠结肠黏膜损伤模型中发现 COX-2 mRNA 表达显著增加而 COX-1 无变化,应用 COX-2 抑制剂可使黏膜损伤恶化,导致穿孔甚至小鼠死亡。可见,在损伤及炎症黏膜,COX-2 表达增加并通过产生 PGs 促进溃疡愈合及下调炎症反应。

Hp 感染可诱导 COX-2 表达,并被认为是 Hp 感染增加胃癌发生危险性的可能机制之一。正常状态下胃黏膜固有层细胞 COX-1 表达占优势,Hp 感染时 COX-2

表达强度增加且主要表达在小凹及腺上皮。位于固有层的肥大细胞在 Hp 感染时亦有 COX-2 表达的持续增加,可能是 Hp 释放产物直接诱导胃上皮细胞 COX-2 的表达与活性。Hp 感染根除治疗前后,经检测 COX-2 的表达水平发现,根除 Hp 后 COX-2 蛋白表达水平显著降低,尤其是永久性根除 Hp 的病例。存在 Hp 感染的胃癌组织中 COX-2 表达显著高于阴性组,胃癌细胞中 COX-2 mRNA 的表达上调。这些结果表明诱导 COX-2 可能是 Hp 致病的重要机制之一。用 Hp 野生菌株与胃上皮细胞共培养研究 Hp 对 COX-2 表达及活性的影响,检测到 COX-1 表达无变化,而 COX-2 mRNA 的表达提高了 50%,并且 COX 的代谢产物 PGs 增加 30%。

近年研究表明,COX-2 在肿瘤中表达上调,被认为是肿瘤的预警分子,并在肿瘤血管生成中起重要作用。有研究报道 COX-2 在胃癌中呈高表达状态,人们推测 COX-2 的过度表达可能与胃癌的发生、发展有关。张合喜等实验结果提示:COX-2 蛋白在胃癌早期阶段(前病变)开始较高表达,在胃黏膜癌前病变与胃癌中各阶段发展的整个过程中均呈高表达状态;COX-2 蛋白表达强度在肠上皮化生、非典型增生、胃癌等各阶段均有显著性差异。可见 COX-2 在胃癌发生发展中起着非常重要的作用。Saukkonen 等用免疫组化的方法测定了 67 例胃癌中肠型胃癌的 COX-2 蛋白阳性率为 58%,而在弥漫型胃癌中的阳性率较低,仅为 6%,这说明 COX-2 蛋白的表达与胃癌的组织来源有关,弥漫型胃癌可能具有完全不同的癌变机制。在萎缩性胃炎伴肠上皮化生、不典型增生、肠型胃癌组中均有部分标本 COX-2 表达呈现阴性,提示 COX-2 有可能作为胃癌前病变(包括肠上皮化生和不典型增生)发展成为胃癌的预警分子。

第三节 端粒酶与胃癌前病变

端粒(telomere)是真核细胞内染色体末端的蛋白质-DNA 结构,其 DNA 是富含 TTAGGG 碱基对的简单重复序列,这种重复序列的碱基组成及长度因物种而异。它能够防止染色体降解、端端融合、重组和丢失,而保持基因组的稳定性和完整性。通常,细胞每分裂一次,端粒缺失 50~150 个碱基对,当端粒缩短到一定程度时,细胞停止分裂,趋向衰老死亡。端粒酶(telomerase)是一种核糖核蛋白复合体,能以自身 RNA 为模板,反转录合成端粒 DNA 重复序列并添加于染色体两端,从而维持端粒长度的稳定,使细胞获得"永生性",进而导致肿瘤的形成。端粒酶由三部分组成:端粒酶相关蛋白(TPI)、端粒酶 RNA(hTR,现也称为 hTER)及其催化亚单位 hTERT 组成。TPI、hTR 在许多缺乏端粒酶活性的正常组织中表达,与端粒酶表达无相关性,而 hTERT 与端粒酶表达呈一致性,在端粒酶阴性正常组织中不表达,并且 hTERT 在端粒酶表达中起决定性作用。

　　大量研究发现端粒酶在各系统肿瘤中均有不同程度的表达,在胃癌中其阳性率约为 80%。王贵民等通过对胃活检组织进行检测,结果 29 例胃癌中端粒酶阳性率 82.7%(24/29);胃溃疡 8 例及胃息肉 1 例中未检测到端粒酶活性;慢性萎缩性胃炎伴有肠上皮化生 8 例中有 4 例检测到端粒酶活性。胃癌和慢性萎缩性胃炎伴化生者阳性率与良性病变阳性率比较差异有显著性($P<0.05$),证实了端粒酶与癌细胞间密切的相关性。张方信采用蜡膜介导热启动端粒重复扩增 PCR 模型方法,检测胃癌及胃癌前病变细胞和组织端粒酶活性的表达,结果胃癌细胞株端粒酶活性 3 株均呈阳性。在 38 例胃癌中,32 例端粒酶活性阳性,其中进展期胃癌为30/35,早期胃癌为 2/3,而邻近胃组织为 2/38,在 29 例胃癌前病变中,5 例端粒酶活性阳性,其中不典型增生轻度、中度及重度分别为 1/8、1/4 和 1/3,肠上皮化生和胃息肉分别为 1/8 和 1/6。由此认为端粒酶的活化在胃癌的发生、形成及发展过程中可能起着非常重要的作用。杨仕明等研究结果示端粒酶阳性检出率在慢性萎缩性胃炎、肠上皮化生、异型增生及胃癌中分别为 24.6%、38.9%、37.5%及 92.3%,正常胃黏膜未检测到端粒酶活性,与以上各病变组织有显著性差异,而慢性萎缩性胃炎、肠上皮化生和异丝;增生组织中端粒酶阳性率亦明显低于胃癌组织;端粒酶的表达与临床病理指标无相关性,RT-PCR 定性检测发现端粒酶亚单位 hTR 和 TPI 在大多数胃黏膜中都有表达,而 hTRT 主要在胃癌及部分癌前组织中表达,且在胃癌中 hTRT 的表达与端粒酶活性之间具有明显的相关性。

　　现代研究显示,由于正常组织中检测不到端粒酶,所以端粒酶可以作为区别正常、良性增生及癌细胞的一个重要指标。端粒酶不仅在胃癌组织中高表达,在部分癌前组织中也有表达,提示端粒酶在胃癌的发生过程中可能具有重要作用,端粒酶亚单位 hTRT 不仅可能作为胃癌的诊断指标,而且还可能作为胃癌基因治疗的靶点。

第四节　微卫星不稳定性与胃癌前病变

　　微卫星不稳定性(micro satellite instability, MSI)是错配修复基因缺陷的重要标记,是指肿瘤组织与其相对应的正常组织相比,其 DNA 等位基因结构发生简单重复序列的改变。这种改变表现在:肿瘤组织与其相对应的组织的 PCR 产物,经电泳后条带出现增加、减少、条带位置发生改变及条带密度改变,导致细胞恶变,肿瘤形成。MSI 的检测对筛选、定位和克隆胃癌相关的抑癌基因提供了一个很好的手段,为胃癌的基因诊断提供了新思路。

国外学者在对 IM 及胃癌患者进行研究发现,线粒体 MSI 在后者发生的概率明显高于前者,尤其是肠型胃癌,其阳性率可达到 20.8%。宋伟庆等认为 MSI 与 Hmlh1 基因甲基化密切相关,前者在胃癌发生、发展过程中发挥一定作用,后者则是导致胃癌出现的重要因素。对萎缩性胃炎无 IM、萎缩性胃炎伴 IM、早期胃癌、进展期胃癌的 MSI 和 PTEN 表达进行检测发现 MSI 率逐渐升高,PTEN 蛋白则呈下调性表达,因此可将 MSI 视为胃癌发病过程中的早期分子标志。Hasuo 等研究发现早期胃癌行内镜下切除术后,MSI 的检测可作为评判肿瘤复发的标志。Hamamoto 等通过 9 个微卫星位点的研究,结果显示胃癌组织中 MSI 阳性率为 46.7%,癌旁肠化组织 MSI 阳性率为 26.7%。李异玲等研究结果表明:MSI 在萎缩性胃炎及肠上皮化生等癌前期病变阶段就开始出现,并且其在癌前期病变的表达阳性率与胃癌比有显著差异($P<0.05$),说明 MSI 是胃癌发生的早期事件之一。以上的研究表明 MSI 的检测对筛选胃癌相关的抑癌基因提供了一个很好的手段,检测 MSI 有可能成为胃癌早期诊断以及判断预后的有效手段。

第五节　增殖细胞核抗原与胃癌前病变

增殖细胞核抗原(proliferating cell nuclear antigen, PCNA)是 Miyachi 于 1978 年用系统性红斑狼疮患者血清中的抗体进行荧光染色时,发现只有处在细胞周期 S 期的细胞才能被染色,故命名为 PCNA。随着研究的不断深入,人们逐渐认识到 PCNA 是一种仅在增殖细胞中合成与表达的相对分子质量为 36kDa 多肽,是 DNA 多聚酶 γ 的一种辅助蛋白,在 DNA 复制过程中起作用,其表达合成与细胞的增殖周期有关,与细胞增殖状态高度相关,PCNA 表达水平在细胞周期的 G_1 中晚期迅速增加,在 G_1/S 期交界达到高峰,在整个 S 期维持高水平表达,M 期和 G_1 早期为低水平表达,其量的变化与 DNA 合成一致。因此,PCNA 可作为 S 期的特异性标志。在免疫组化检测中,PCNA 指数越高,则处于 S 期的细胞越多,即染色体排列紊乱的危险性越高。

PCNA 在胃癌的发生、发展中起重要作用,有关 PCNA 与胃癌临床病理特征之间的关系,前尚未形成一个统一的结论。李伟等认为,胃癌组织分化愈差,PCNA 强表达率愈高,增殖活性愈高,提示 PCNA 可比较客观地反映胃癌组织的分化程度。朱宏伟等研究表明,PCNA 与胃癌的分化程度显著相关,低分化胃癌中 PCNA 指数表达明显高于高、中分化胃癌,出现这种分歧的原因,可能与标本数量及判定标准不同有关。朱宏伟等研究结果还表明:PCNA 指数与浸润深度及淋巴结转移在统计学上无显著性差异,但在浸润全层的胃癌及伴有淋巴结转移的胃癌中,PC-

NA 指数高表达,提示增殖性高的胃癌其侵袭性强、病程进展快,易侵及全层,发生淋巴结转移。PCNA 的高表达与大肠上皮异型性改变基本一致,过度增殖是大肠肿瘤恶性进展各期的特征之一,可能是大肠癌预后的不良因素之一。因此,检测 PCNA 对估计胃肠道肿瘤组织浸润深度、有无淋巴结转移及预后有重要的参考价值。

第六节 原癌基因与胃癌前病变

肿瘤的发生和发展是一个长期性、多阶段、多因素参与的复杂过程,细胞的异常增殖几乎是所有肿瘤共同的、最显著的特征之一。从分子水平上来说,肿瘤的发生常涉及多种癌基因的活化,主要有以下几种:① 原癌基因的点突变;② 原癌基因由于获得启动因子而转录活性增高;③ 原癌基因甲基化程度降低而被激活;④ 原癌基因的拷贝数增加;⑤ 基因易位或重组使原癌基因激活。

Ras 原癌基因是一种膜相关的 G 结合类癌基因,包括三个功能基因:Ha-ras、Ki-ras、N-ras,编码一个相对分子质量为 21 kD 的蛋白,称之为 p21 蛋白。Ras 蛋白位于细胞膜内表面与 GTP 或者 GDP 高特异性的结合,在细胞周期中起着很重要的作用。故 ras 基因异常可形成质、量异常的 P21 蛋白,扰乱细胞代谢和信号传递通路,诱导细胞恶性转化。正常组织中存在少量激活状态的 Ras 蛋白,以维持细胞的正常分化,Ras 蛋白表达主要出现在细胞表型发生转化之前,Ras 蛋白表达水平持续增高,能启动和加速细胞的生长、分化,最终导致细胞的恶化。研究发现,p21 在异型增生中有过表达,特别是重度异型增生其阳性率及表达强度几乎与早期胃癌接近,表明 ras 基因的活化和 p21 的放大表达发生于胃癌变早期,同时通过随访还发现,p21 阳性的癌前病变较之阴性者更易发生癌变。朱人敏等的研究证实,癌前病变、早期胃癌组织中,p21 蛋白过度表达,促进癌前病变向胃癌的发展。胃癌前病变组织 ras 基因异常主要包括 Ki-ras 基因突变、Ha-ras 基因突变、Ha-ras 基因低甲基化。Ki-ras 基因突变主要发生于肠型胃癌,参与癌前病变的形成和细胞癌变的演化过程。Ki-ras 基因突变形式不同决定其发展。Ha-ras 基因第 12 密码子 G-T 突变及 Ha-ras 基因低甲基化与癌前病变关系密切,并存在于胃癌的生长、发展过程中。Gong 等的研究结果显示,Ki-ras 无突变的患者,3 年中,只有 14.6%(20/137)从萎缩性胃炎发展为肠上皮化生,或从小肠型化生发展为结肠型化生;Ki-ras 基因突变的患者,有 39.1%(9/23)发生了上述改变。进一步的研究表明,第 12 密码子的第一个碱基从 G-T 突变(GGT-TGT),有 19.4%(5/17)发展为胃癌,而 G-A 突变(GGT-AGT),有 60%(3/5)发展为胃癌。Hao 等分析研究 206 例胃癌及癌前病变组织的 H-ras 基因突变,结果显示肠上皮化生、异型增生、早期胃癌和进展期胃癌,H-ras 基因第 12 密码子的突变率分别是 16.7%、31.2%、50.0% 和 32.2%。所有 H-ras 第 12 密码子突变均为 G-T 突变,正常胃黏膜的突变率为 0。Fang 等发现胃癌患者的 Ha-ras 基因甲基化水平,在癌组织及癌旁异型增生组织都有所下降。

c-myc 属核内原癌基因,位于染色体 8q24,是细胞周期的调节基因,在控制细胞生长、分化、凋亡和肿瘤的转化中起重要作用。陈洋等研究发现,c-myc 基因在癌前疾病肠化生胃黏膜组织中开始表达,在异型增生和胃癌患者中 c-myc 蛋白表达率高于肠化生患者。说明 c-myc 基因高表达与胃癌的发生密切相关。

c-erbB-2 癌基因编码产生 185000 跨膜蛋白,具有酪氨酸激酶活性。c-erbB-2 蛋白表达与胃癌的转化、发生及发展密切相关。有文献报道,70% 的胃癌与癌旁黏膜有 c-erbB-2 蛋白表达。

PCNA 是真核细胞 DNA 合成所必需的一种核蛋白,又称周期素(cyclin),它对细胞由 G_1 期向 S 期过度起重要的调节作用。cyclinD1 基因是一种原癌基因,由 351 个腺嘌呤、392 个胞嘧啶、376 个鸟嘌呤和 206 个胸腺嘧啶组成。cyclinD1 是细胞周期的正性调控因子的代表,与 CDK4/CDK6 结合并使之激活,活化的 CDK4/CDK6 使 pRb(视网膜母细胞瘤蛋白)在 G_1-S 转换期发生磷酸化,释放出 E2F,进一步激活 S 期相关基因的转录,推动细胞从 G_1 期进入 S 期。显然,cyclinD1 表达异常引起的细胞周期失控是细胞异常增殖和癌变的原因,可能是胃癌发生的早期分子事件。

c-met 基因位于染色体 7q31,编码相对分子质量 190kD 的跨膜糖蛋白,属络氨酸激酶生长因子受体家族成员。c-met 蛋白作为肝细胞生长因子的受体,与细胞的增殖能力有关。Tsuji 等用盐酸造成胃黏膜炎症、溃疡等损伤后,发现伴随胃黏膜的修复过程有 c-met 蛋白表达升高,结合体外培养时肝细胞生长因子可促进胃黏膜上皮细胞形成腺管和分支结构,提示 c-met 表达的增高与胃黏膜上皮细胞的增多、移行、聚集及腺管形成有关,参与胃黏膜受损后的修复过程,反应细胞旺盛的增殖状态。Soman 等利用 RT-PCR 技术检测胃癌前病变各期胃黏膜细胞,发现浅表性胃炎(2/4)、萎缩性胃炎(5/7)、肠化生(2/5)、胃癌(1/2)各期均有 tpr-met mRNA 的高表达。tpr-met 重排基因是 c-met 原癌基因活化的一种形式。c-met 常在慢性胃炎胃黏膜的腺颈部有强阳性表达,腺颈部肝细胞的分裂、增生参与黏膜上皮及腺管细胞的更新、修复等。所以认为,c-met 的激活及表达增高出现于胃黏膜病变的早期——在胃黏膜损伤后的炎症反应时即有表达过。在此情况下,胃黏膜处于旺盛的增殖状态,DNA 的合成和分裂活跃,易受各种致癌因子的损伤,发生染色体基因结构和功能的改变,使细胞具备了向恶性转化的条件。

第七节　抑癌基因与胃癌前病变

有人认为：抑癌基因的失活在肿瘤的发生中所起的作用可能比癌基因的活化更常见、更重要，尽管癌基因的存在是促使癌症发生所需要的内在因素，但抑癌基因的缺失是破坏正常细胞的生长、分化的调节，导致癌症形成所必需的重要因素。

p53 基因是研究最广泛的抑癌原因，定位于染色体 17q13，编码，53 kD 的核内磷蛋白，正常存在于细胞内的 p53 基因为野生型，可引起细胞周期阻滞，使 DNA 得以修复，从而抑制细胞过度增生、诱导凋亡，协调细胞凋亡与增殖速度，修复损伤的 DNA 或者通过凋亡清除 DNA 异常的细胞，以防止细胞的异常蓄积和恶性转化。多种机制可导致野生型 p53 功能丧失或产生突变型 p53，如错义突变、等位基因丢失以及与致瘤病毒或细胞蛋白发生交叉反应等。突变型 p53 基因则失去了上述作用，从而导致肿瘤发生。有研究表明，从慢性浅表性胃炎、慢性萎缩性胃炎、肠化生、异型增生到胃癌的发展过程中，p53 随着病变的加重表达呈上升趋势，表明突变型 p53 在癌前病变阶段起重要作用。赵松等的研究结果显示从正常胃黏膜，囊性扩张腺体，轻、中度不典型增生，大肠型化生，重度不典型增生至胃癌，p53 表达率呈依次上升趋势，其中重度不典型增生组与胃癌组该基因表达率差异无统计学意义，而与正常胃黏膜组间差异显著。Wang 等研究品示肠上皮化生、早期胃癌、进展期胃癌组织中 p53 基因的表达率分别是 30%、33%、60%。Hao 等研究的结果显示，肠上皮化生、异型增生、胃癌组织中，p53 基因突变率分别是别是 37.5%、42.17%、53.33%。各组之间有显著差异，外显子 5、6、7 突变发生为癌前病变阶段，外显子 8 突变发生为胃癌晚期。Li 等的研究表明：错义突变和移码突变占全部突变的 86.9%，是 p53 基因突变的主要形式。总之，p53 基因变化主要发生于肠型胃癌，p53 基因高表达、外显子 5、6、7 突变与癌前病变关系密切，存在于胃癌的生长、发展过程中。无义突变和框移突变是 p53 基因突变的主要形式。

Rb 基因定位于 13q14，全长 150 kb，有 27 个外显子、26 个内含子，编码的蛋白质为 pRb，以其磷酸化的形式决定着转录因子 E2F 的活性，在细胞周期调控中处于中心环节，从而控制着细胞的生长和分化。故 Rb 功能的缺失将导致细胞周期的失调，引起细胞的非控制性增殖而导致肿瘤的发生。有研究显示，Rb 在非典型增生及胃癌中的表达显著低于正常胃黏膜，说明 Rb 的缺失对于胃癌的发生有着重要作用。

抑癌基因 PTEN 定位于人类染色体 10q23.3 上，全长 200 kb，它由 1209 个核苷酸组成,包含了 9 个外显子和 8 个内含子,编码着由 403 个氨基酸残基组成、相对分子质量约为 47000Da 的蛋白质。PTEN 是唯一一种能使脂类去磷酸化的抑癌基因产物,当 PTEN 表达减弱或缺失,细胞内 P13K/PTEN/PKB/Akt 信号转导途径功能异常,细胞内 P13K/Akt 异常激活,细胞增殖和分化失控,易发生恶变;PTEN 表达减少,还可引起 PTEN 抑制整合素介导的细胞扩散、转移侵袭的作用减弱,使肿瘤表现为浸润性生长及易转移的特点。有研究显示,PTEN 的表达与胃癌的大小、浸润深度、Borrmman 分型、TNM 分期、淋巴结转移有关,提示 PTEN 在胃癌发生发展中有重要作用。郭强等研究显示,胃癌组织中 PTEN、p53 表达呈明显负相关,且分别与患者术后生存率呈正相关,说明 PTEN 对 p53 突变有抑制作用,两者在胃癌的发生发展中有协同作用。

p16 基因又称多肿瘤抑制基因,定位于人 9p21,其翻译产物 p16 蛋白,是周期素依赖激酶(CDK4)抑制剂,在细胞周期调节中起开关作用,抑制细胞分裂增生。p16 基因缺失或突变十分少见,主要是其 CPG 岛甲基化而导致 mRNA 转录异常,致使该基因失活,从而诱导胃癌发生。研究发现,43% 的胃癌和 59% 的癌前病变组织出现 p16 基因启动子甲基化现象。这说明该基因启动子甲基化发生在胃癌前病变阶段,而且频率较高,可成为胃癌预测性生物指标。

pS2 基因属于三叶肽家族,定位于人第 21 号染色体,仅在正常胃黏膜上皮细胞表达,在胃肠道黏膜修复中起作用,可能为胃癌特异性肿瘤抑制物。胃肠上皮化生和胃癌均可出现因该基因启动子甲基化而不表达,pS2 不表达经常见于高分化腺癌,说明 pS2 基因甲基化与癌前病变关系密切,促进癌前病变向胃高分化腺癌的发展。

E-cadherin 基因定位于人染色体 16q22.1,是一种肿瘤浸润抑制基因。其编码蛋白 E-cadherin 是上皮组织的特殊黏附分子,黏附功能的发挥不仅需要钙离了的存在,还要受其配体一连接素(cat)的调节,共同形成 E-cad-eat 复合体,发挥肿瘤浸润抑制作用。胃癌前病变组织 E-cad 基因异常主要包括 E-cadherin 基因缺失、E-cadhefin 基因突变、E-cadhedn 基因甲基化。Mingechao 等研究 13 例胃癌手术标本的癌组织、肠上皮化生组织、正常组织 E-card 基因缺失,结果表明 E-card 表达下调或缺失见于所有肠上皮化生的区域。Endon 等研究 10 例肠型胃癌、9 例癌前病变组织 E-cardherin 基因突变,结果显示 E-cardherin 基因突变见于 3 例癌前病变组织,1 例胃癌组织。To 等研究 31 例胃癌组织、36 例肠上皮化生组织,结果表明癌组织及肠上皮化生组织 E-cardhcrin 基因甲基化相当。提示 E-cardhcrin 基因突变见于癌前病变阶段,是弥漫型胃癌发生的早期事件,其基因缺失和甲基化见于癌前病变阶段,是肠型胃癌发生的早期事件。

APC 基因、MCC 基因:APC 基因即结肠腺癌性息肉基因,MCC 基因即结直肠癌突变基因,均定位于人 5q21,仅相隔 150 Kb。作为典型的抑癌基因,其蛋白参与细胞周期的调节,抑制肿瘤细胞增生,胃癌前病变组织基因异常主要包括 APC 基因突变、APC 基因启动子甲基化、APC 基因缺失、APC、MCC 基因的杂合性丢失(LOH)。Wu 等的研究表明 APC 基因异常主要发生于重度异型增生组织;Lee 等研究 APC 基因突变,结果显示有癌变倾向的异型增生组织、无癌变倾向的异型增生组织、胃癌组织,APC 基因突变率分别是 76%(59/68)、3%(1/30)、4%(3/67)($P<0.01$)。另一项对 APC 基因启动子甲基化的研究发现,82.5%的原发性胃癌组织,97.5%胃癌患者的癌旁组织和 10 个胃癌细胞株中,APC 基因启动子呈高甲基化。Grace 等发现 APC 基因缺失见于 26%的肠上皮化生、78%腺癌。Sanz-Or-tega 等研究发现肠上皮化生、异型增生、胃癌组织 5q21(包括 APC、MCC 基因)的 LOH 分别为 25%、84%、33%。综上所述,APC、MCC 基因异常主要发生于肠型胃癌,APC 基因突变、甲基化、缺失、LOH 和 MCC 基因 LOH 与癌前病变关系密切,促进癌前病变向胃癌的发展。

第八节　肿瘤转移相关基因与胃癌前病变

CD44 基因是肿瘤转移促进基因,定位于人 11P,外显子按表达方式不同分为组成型外显于和 V 区变异性剪接外显子,含有 V 区外显子的 CD44 转录子称为 CD44 拼接变异体(CD44V)。CD44 基因的变异性、多样性表达与肿瘤的生长及转移有密切的相关性,CD44V 主要存在干肿瘤组织中。Ham 等观察 30 例胃癌组织中 CD44V,发现正常胃黏膜组织无 CD44V 存在,癌前病变组织有 CD44V5 或 CD44V6 存在,管状腺癌和印戒细胞癌有 CD44V5 存在(分别为 41/49 和 10/10),一些管状腺癌也有 CD44V6 存在(15/49)。由此提示 CD44V5 或 CD44V6 存在于胃癌前病变组织,参与管状腺癌或印戒细胞癌的发生。

TIMP-3 基因是金属蛋白酶抑制基因,其编码蛋白 TIMP-3 是−24 KD 的蛋白,对Ⅱ型及Ⅲ型胶原酶、基质降解酶等的活性具有抑制作用,从而抑制肿瘤细胞的侵袭和转移。Kang 等发现,在胃癌形成的多级过程中,TIMP-3 基因从胃炎起的各阶段都发生甲基化,而且频率逐渐上升,从慢性胃炎(14.5%)到肠上皮化生(36.7%),从腺瘤(26.7%)到癌(57.4%)。其频率增加显著,可作为预测癌前病变发生及向癌转化的一个有效参数。

第九节　凋亡相关基因与胃癌前病变

　　PUMA 是 2001 年发现的一种促凋亡基因,最早发现于结肠癌细胞中,该基因位于染色体 19 q13.3~q13.4,因其可以被 p53 快速诱导转录及其编码的蛋白具有强大促凋亡作用而得名。PUMA 蛋白也称为 BBC3(Bcl-2 binding component 3)是 Bcl-2 相关蛋白家族中仅含一个 BH3 结构域的一种蛋白,定位于线粒体外膜,通过与 Bcl-2/Bcl-xL 和 Bax/Bak 相互作用发挥其促凋亡作用。一是通过 BH3 结构域中的螺旋与线粒体膜上抑制凋亡的 Bcl-2/Bcl-xL 表面的 BH1 和 BH2 结构域形成的大沟结合,从而解除 Bcl-2/Bcl-xL 对 Bax/Bak 的抑制作用;其二是直接和线粒体膜上的 Bax/Bak 作用,使 Bax/Bak 发生构象变化,从细胞质转位至线粒体外膜并寡聚化,进而形成 PTP 或改变原有的“膜通道蛋白”。以上途径最终均可导致线粒体膜通透性增加并释放细胞色素 C,激活 Caspase 级联效应,启动细胞凋亡。PUMA 作为 p53 下游靶基因,在细胞凋亡过程中起着关键作用。最近研究发现,Hp 可通过 p53 蛋白家族对胃上皮细胞起作用,Hp 作用于胃上皮细胞后导致 p53 蛋白家族中 p73 蛋白表达上调,p73 的增加又导致前凋亡因 PUMA 在胃上皮细胞中的表达上调。

　　Bax(bcl-2 associated X protein)为 Bcl-2 基因家族中的细胞凋亡促进基因,Bax 与 Bcl-2 有 45% 的同源性。实验中 Bax 的过表达可拮抗 Bcl-2 的保护效应而使细胞趋于凋亡。Bax 与 Bcl-2 可形成异源二聚体或自身形成同二聚体,而 Bax/Bcl-2 异源二聚体形成的调节是细胞凋亡调控中一个非常重要的环节。目前认为 Bcl-2 家族凋亡诱导基因 Bax 等和凋亡抑制基因 Bcl-2 等的相对表达水平决定了细胞对凋亡信号的反应性。当 Bal-2 超表达时,它与 Bax 形成异二聚体,凋亡被抑制。当 Bax 在细胞内超表达时,细胞对死亡信号的反应增强,细胞免遭凋亡。因此,Bcl-2 与 Bax 比例决定细胞凋亡程度。Bax 在正常胃黏膜表达率最高达 88.2%,随病变发展,逐渐减弱,在胃腺癌表达率最低为 43.6%,在高分化癌表达率显著高于低分化癌,有淋巴结转移组表达率显著低于无淋巴结转移组,但与胃癌的浸润深度无明显相关性,提示 Bax 的表达异常发生在胃黏膜细胞癌变的早期阶段,与胃癌发生、发展密切相关。目前的研究还显示,Bax 蛋白表达状态与细胞凋亡指数呈正相关,Bax 与 Bcl-2 在受检胃癌组织中大多呈反向表达,提示胃癌发生发展过程中两者存在着相互抑制倾向。

　　Bcl-2 基因最初被分离和发现在 B 淋巴瘤细胞染色体 t(14：18)异位断点处,能编码相对分子量为 26KD 的 Bcl-2 蛋白。Bcl-2 蛋白位于线粒体膜、内质网膜和核膜上,通过调控内质网钙离子参与核内外物质转运及膜通透性转换来阻止细胞色素 C 从线粒体中释放,达到阻止细胞凋亡的级联反应过程。Bcl-2 基因的过度表达并不影响细胞增殖和加速细胞分裂,而是延长肿瘤细胞生存、阻止细胞凋亡的发生。瞿春莹等研究发现,在正常对照组中 Bcl-2 蛋白无阳性表达,随着胃黏膜病变的不断加重,Bcl-2 蛋白阳性表达率也逐渐增高,Bcl-2 蛋白参与正常胃黏膜细胞恶性转化的全过程,即在胃癌的发生、发展中起着重要的作用。田明等实验结果显示,Bcl-2 蛋白在正常胃组织到胃癌组织中的阳性率逐渐增高,提示 Bcl-2 基因参与胃癌的发生过程,Bcl-2 蛋白高表达是胃癌发生的早期事件。

整合素连接激酶(integrin-linked kinase,ILK)是一个具有 3 个结构单位的 Ser/Thr 蛋白激酶作为整合素和生长因子受体信号传导途径中的一个重要效应物,ILK 调节着细胞的黏着、生存、分化和凋亡。李胜水等实验发现,ILK 表达阳性率在正常胃黏膜,慢性浅表性胃炎,慢性萎缩性胃炎伴肠上皮化生,慢性萎缩性胃炎伴不典型增生以及胃癌组中逐渐升高。胃癌组与慢性萎缩性胃炎伴不典型增生组无显著性差异,而与其他各组有显著性差异,提示 ILK 的过度表达在胃癌的发生、发展过程中起重要的作用。

第十节　相关信号通路与胃癌前病变

STATs 是细胞因子和生长因子受体信号的下游效应物,广泛表达于不同类型的细胞和组织中参与细胞生长和恶性转化,细胞凋亡的生理功能的调控,STAT3 是该家族中的重要一员,具有促进细胞生长和抗凋亡的作用,其参与肿瘤的发生和发展是通过调控下游靶基因的转录完成的。

STAT3 的转导通路的异常激活可导致细胞的异常增殖及恶性转化,在胃癌的发生发展中具有重要的作用,STAT3 是癌基因,但是,在正常情况下是无活性状态,信号转导中 STATs 迅速短暂的激活,它并不直接引起癌变,持续性激活 STATs 和细胞的恶性转化进程有关。但在 Janus 激酶/信号传导及转录激活因子(Janus-activated kinase Signal transducers and activators of transcription, JAK-STAT)的作用下发生酸化成为 p-STAT3 分子,p-STAT3 是 STAT3 的活化形式,STAT3 的活化表现为 p-STAT3 的大量表达及核移位,STAT3 的活化对促进胃癌细胞的癌变发挥了重要作用,STATs 与酪氨酸磷酸化信号通道耦联,发挥信号转导和转录的调控作用;STAT3 是表皮生长因子、IL-6-JAK、Src 等与其他多个致癌性酪氨酸激酶信号通道汇聚的焦点,在多种肿瘤细胞和组织中都可见有过度激活。胃正常组织中只有少量的 STAT3 表达,胃良性病变组织中 STAT3 表达水平很低,而 PLGC 组织中的

STAT3 的表达水平明显更高,PLGC 组织中 STAT3 的表达率显著高于正常组织和良性胃病变组织,PLGC 大鼠胃黏膜 STAT3 mRNA 表达增高,p-STAT3 水平升高。

　　Hippo 信号通路首先在黑腹果蝇体内发现,是一种高度保守的信号通路。它在无脊椎动物和脊椎动物中都发挥着调节细胞增殖和凋亡的重要作用。该通路具有抑制细胞生长、诱导细胞凋亡和调控器官大小,参与细胞接触性抑制的调节及参与肿瘤的发生等生物学效应。一旦该通路失活,就会使其下游祀基因 YAP 激活从而导致恶性肿瘤的发生。Hippo-YAP 通路主要由 Ex,Mer,Hpo,Sav,Mats,Wts,Yki,Sd 等因子组成,而与之相对应的,在哺乳动物体内,该通路主要由 Ex,Mer,Mst,WW45,Mob,Lats,YAP/TAZ,TEAD 等组成。研究发现 Mst 及 Lats 与 sav 的 WW45 相互作用进而被活化而参与维持细胞数量平衡的调节,防止器官过度生长。有研究发现,Lats1 的缺失在大鼠会诱发软组织肉瘤及卵巢肿瘤。Mst1 及 Lats1 在由正常胃黏膜最终进展至胃癌的过程中,研究发现其阳性表达率逐渐降低,并且胃癌的恶性程度越高,其阳性表达率越低。可能机制为在正常的胃黏膜中,Hippo 信号通路的各核心组件都能发挥正常作用,Mst1 与 Lats1 能发挥它们的抑癌作用,但随着胃黏膜的癌变,Hippo 信号通路由于一系列反应而逐渐失去活性,故而 Mst1 与 Lats1 的抑癌作用逐渐减弱甚至消失,Mst1 及 Lats1 的阳性表达率也逐渐降低,最终导致胃癌的发生。

参考文献

1. Plassic. Cancer Epigenomics. Hum Molgenet, 2002, 11:2479.

2. Li Y, Tollefsbol TO. Impact on DNA methylation in cancer prevention and therapy by bioactive dietary components. Curr Med Chem, 2010, 17(20):2141-2151.

3. Luo J, Li YN, Wang F, et al. S-adenosylmethionine inhibits the growth of cancer cells by reversing the hypomethylation status of c-myc and H-ras in human gastric cancer and colon cancer. Int JBiol Sci, 2010, 6(7):784-795.

4. Perri F, Cotugno R, Piepoli A, et al. DNA methylation in non-neoplastic gastric mucosa of Hpylori infected patients and effect of eradication. Am J Gastroenterol, 2007, 102:1361-1371.

5. 王贺玲,孙军,李岩,等.抑癌基因的甲基化水平与胃癌的关系.中华消化杂志,2007,27(07):492-493.

6. 林海,曹俊,张斌,等.RUX3、RASSF1A 启动子高甲基化与胃癌进展转移的关系.世界华人消化杂志,2010,18(9):889-896.

7. 王亚东,王晓波,白军伟,等.人胃癌细胞系端粒酶逆转录酶基因启动子区域甲基化的检测.中国实验诊断学,2009,13(10):1315-1317.

8. Seog-Yun, Park Eunjyoo, Nam-Yun Cho, et al. Comparison of CpG island hypermethylation and repetitive DNA hypomethylation in premalignant stages of gastric cancer, stratified for Helicobacter pylori infection. J Pathol, 2009, 219:410-416.

9. Williams CS, Dubios RN. Prostaglandin endoperoxide synthase：Why two isoforms. Am J Physiol, 1996,270(1):G393 – 400.

10. DuBois RN, Shao J, Tsujii M, et al. Gl delay in cell overexpressing prostaglandin endoperoxide synthase 2. Cancer Res, 1996,56(4):733 – 737.

11. Sheng GG, Shao JY, Sheng HM, et al. A selective cyclooxygenase-2 inhibitor suppresses the growth of H-ras-transformed rat intestinal epithelial cells. Gastroenterology, 1997, 113 (6): 1883 – 1891.

12. Stolina M, Sharma S, Lin Y, et al. Specific inhibition of cyclooxygenase-2 restores antitumor reactivity by altering the balance of IL-10 and IL-12 synthesis. J Immunol, 2000,164(1):361 – 370.

13. 罗玉琴,吴开春,孙安华.人胃癌细胞 COX-2 的表达、分布及意义.中华消化杂志,2001, 8(9):234 – 236.

14. Shi H, Xu JM, Hu NZ, et al. Prognostic significance of expression of cyclooxygenase-2 and vascular endothelial growth factor in human gastric carcinoma. World J Gastroenterol, 2003,9(7): 1421 – 1426.

15. Mizuno H, Sakamoto C, Matsuda K, et al. Induction of cyclooxygenase-2 in gastric mucosal lesions and its inhibition by the specific antagonist delays healing in mice. Gastroenterology, 1997, 112(2):387 – 397.

16. 张合喜,王友洁,赵卫星.COX-2 蛋白在胃黏膜癌前病变与胃癌中表达的意义.新乡医学院学报,2005,22(1):13 – 15.

17. Saukkonen K, Niemmen O, Van Rees B, et al. Expression of cyclooxygenase-2 in atypical hyperplasia of the stomach and in intestinaltype gastric adenocarcinoma. Clin Cancer Res, 2001, 7(7):1923 – 1931.

18. 王贵民,吴迪,王银萍,等.端粒酶在胃活检组织中的表达.中华实验外科杂志,1999, 16(4):310.

19. 张方信,张学庸,樊代明,等.胃癌及癌前病变中端粒酶活性的表达.第四军医大学学报, 1998,19(4):457 – 459.

20. 杨仕明,房殿春,罗元辉,等.不同病变胃黏膜端粒酶活性及其亚单位的检测.癌症, 2001,20(1):23 – 27.

21. 宋伟庆,周保军,陈怡,等.胃癌环氧化酶-2、hMLH1 及 hMSH2 微卫星不稳定与基因调控的关系.肿瘤防治研究,2007,34(3):171 – 174.

22. Hasuo T, Semba S, Li D, et al. Assessment of microsatellite instability status for the prediction of metachronous recurrence after initial endoscopic submucosal dissection for early gastric cancer. Br J Cancer, 2007,96:89 – 94.

23. Hamamoto T, Yokozaki H, Semba S, et al. Altered microsatellites in ineomplete- type intestinal metaplasia adjacent to primary gastric cancers. J Clin Pathol, 1997,50:841 – 846.

24. 李异玲,周立平,王轶淳,等.胃癌及癌前病变中微卫星不稳定性的变化.世界华人消化杂志,2008,16(1):94 – 97.

25. 张烨,王成林.PTEN 基因和增殖细胞核抗原在原发胶质瘤中的表达及意义.临床和试验医学杂志,2009,8:25 – 27.

26. 李伟,宋修岐,孙少杰.胃癌组织 HIF-1α、Glut1 及 PCNA 蛋白的表达及其临床意义.胃肠病学和肝病学杂志,2008,17：223－225.

27. 朱宏伟,刘海梅.胃癌的生物学特性与增殖细胞核抗原相关性研究.泰山医学院学报,2004,25：42－44.

28. Kazunori H, Shujiro Y, Manabu W, et al. Restoration of RUNX3 enhances transforming growth factor-β-dependent p21 expressionin a biliary tract cancer cell line. Cancer Sci, 2007,98(6)：838－843.

29. 费素娟,陈玉林,林志发,等.胃癌及癌前病变 ras, p21, p53 的表达意义.世界华人消化杂志,2001,4(9):485－486.

30. 郝莹,张锦坤,吕有勇,等.应用多种方法检测胃癌演变过程中 ras 基因的突变.中华内科杂志,1997,36(9):595－598.

31. 陈洋,李舒.Hp 感染与胃癌和癌前病变中 p53、ras、c-myc 基因表达的关系.山东医药,2009,49(1):17－19.

32. Carlo M. Croce, M. D. Oncogenes and cancer. Molecular Origins of Cancer, 2008,31:502－511.

33. Shinji O, Shozo O, Fum ihiro U, et al. Clinicopathological variables associated with lymph made metastasis in submucosal invasive gastric cancer. Gastric Cancer, 2007,10:241－250.

34. Chen J, Li HZ, Liu J, et al. p53 and precancerous pathological changes in the stomach. Chin J Prac Chin Modem Med, 2006,16(17):2138－2140.

35. 赵松,付英梅,赵柏,等.慢性萎缩性胃炎黏膜上皮中 p53 和 C-erB-2 表达的临床意义.世界华人消化杂志,2006,14(30):2943－2947.

36. Yu J, Zhang L, Hwang PM, et al. PUMA induces the rapid apoptosis of colorectal cancer cells. Mol Cell, 2001,7：673－682.

37. Nakano K, Vousden KH. PUMA, a novel proapoptotic gene, is induced by p53. Mol Cell, 2001,7：683－694.

38. Yu J, Wang Z,Kinzler KW,et al. PUMA mediates the apoptotic response to p53 in colorectal cancer cells. Proc Natl Acad Sci USA, 2003,100:1931－1936.

39. Yin C, Knudson CM, Korsmeyer SJ,et al. Bax suppression tumorigenesis and stimulates apoptosis in vivo. Nature, 1997,385(6617):637－640.

40. 瞿春莹,徐雷鸣,陈惠芳,等.幽门螺杆菌感染与胃癌及癌前病变中 c-myc、p53、C-erbB-2 及 bcl-2 蛋白表达关系的研究.临床消化病杂志,2009,21(4):209－211.

41. 田明,张云锋,杜宁,等.PTEN 和 bcl-2 在胃癌组织中的表达及临床意义.陕西医学杂志,2011,40(2):148－151.

42. 李胜水,许华,杨晶,等.p27 和 ILK 在胃癌及癌前病变中的表达及意义. Modern Oncology, 2010,18(1):128－130.

43. 朱人敏,王琳,胡瑞英,等. ras 基因功能产物 p21 在胃癌表达的研究.金陵医院学报,1992,5:28－31.

44. Gong C, Mera R, Bravo JC, et al. KRAS mutations prediet prosression of Preneoplastie gastric lesions. Caneer Epidemiol Biomarkers prev, 1999,8:167－171.

45. Hao Y, Zhang J, Lu Y, et al. The role of ras gene mutation in gastric cancer and preeancerous lesions. Arch Pathol Lab Med, 2002,126:1096 – 1100.

46. Fang JY, Zhu SS, Xiao SD, et al. Studies on the hypomethylation of c-mye, c-Ha-ras oneogenes and histopathological ehanges in human gastric carcinoma. J Gastroenterol Hepatol, 1996,11: 1079 – 1082.

47. 李净,吕有勇. P53 基因点突变与胃黏膜细胞癌变不关系. 中华肿瘤杂志,1998,(02): 10 – 13

48. 吴红阳,杨光霖,董聿明. 胃癌前病变 APC 抑癌基因原位杂交光镜及电镜观察.中华肿瘤杂志,2000,(04):44 – 46+91.

49. Lee JH, Abraham SC, Kim HS, et al. Inverse relationship between APC gene mutation in gastric adenomas and development of adenocarcinoma. Am J Pathol, 2002,161:611 – 618.

50. Grace A, Buder D, Gallagher M, et al. APC gene expression in gstric carcinoma: an immunohistochemical Study. Appl Immunohisroehem Mol Morphol, 2002,10:22 – 214.

51. Sanz-Ortega J, Sanz-Esponera J, Caldes T, et al. LOH at the APC/MCC gene(5021) in gstric cancer and preneoplastic lesions prognostie implieations. Pathol Res Pract, 1996, 192: 1206 – 1210.

52. Mingchao, Devereux TR, Stoekton P, et al. Loss of E-cadherin expression in gastric intestinal metaplasia and later stage p53 altered expression in gastric carcinogenesis. Exp Toxieol Pathol, 2001,53:237 – 246.

53. Endon Y, Tamura G, Watanabe H, et al. The common 18-base Pair deletion at codons 418-423 of the E-cadherin gene in differentiated-type adenocarcinomas and intramucosal precancerous lesions of the stomach with the features of gastric foveolar epithelium. J Pathol, 1999,189:201 – 206.

54. To KF, Leung WK, Lee TL, et al. Promoter hypermethylation of tumor-related genes in gastric intestinal metaplasia of patients with and without gastric cancer. Int J Cancer, 2002, 102: 623 – 628.

55. Harn HJ, Ho Ll, Chang JY, et al. Differential expression of the human metastasis adhesion molecule CD44V in normal and carcinomatous stomach mucosa of Chinese subjeets. Cancer, 1995,75: 1065 – 1071.

56. Kang GH, Shim YH, Jung HY, et al. CpG island methylation in premalignant stages of gastric carcinoma. Cancer Res, 2001,61:2847 – 2851.

57. Tsuji S et al. Roles of hepatocyte growth factor and its receptor in gastric mucosa. A cell biological and molecular biological study. Dig Dis Sci, 1995;40(5):1132 – 1139.

58. Soman NR et al. The TPR-MET oncogenic rearrangement is present and expressed in human gastric carcinoma and precursor lesions. Proc Natl Acad Sci USA, 1991;88(11):4892 – 4896.

第四章　幽门螺杆菌感染与胃癌前病变

幽门螺杆菌(*Helicobacter pylori*，Hp)是慢性胃炎、消化性溃疡、胃癌前病变、胃癌和胃黏膜相关淋巴样组织(MALT)淋巴瘤等的主要病因,1994 年世界卫生组织/国际癌症研究机构(WHO/IARC)将 Hp 定为 I 类致癌原。

早在 1982 年,由澳大利亚科学家 Mashall 和 Warren 首次从慢性胃炎病人的胃黏膜中分离并成功培养。此后,人们对胃病的病因、发病机制等产生新的认识,并提出有效的预防及治疗措施,使胃病患者受益颇多,是胃肠病学发展史上的一个重要里程碑。

第一节　幽门螺杆菌概述

自从 Hp 发现后,科学家们便对其进行了多项研究,证明 Hp 呈"S 型"或"L 型"(螺旋状或弧形),而在不利条件下会转变为球形,是微需氧的革兰阴性杆菌。人是 Hp 的唯一宿主,它只定植于人胃黏膜表面。Hp 在体外培养比较困难,培养时间长且营养要求高。在胃组织中,Hp 长 $1.5 \sim 5.0$ μm,宽 $0.3 \sim 1.0$ μm;电镜下可见一端有 $2 \sim 6$ 根鞭毛,为 Hp 运动所必需。Hp 进入胃部后,鞭毛提供动力使 Hp 穿过黏液层,到达上皮表面后则通过黏附素与上皮细胞紧密连接在一起,并分泌过氧化物歧化酶和过氧化氢酶等使其免受中性粒细胞等的杀伤作用。由于 Hp 富含尿素酶,可以水解尿素产生氨,在菌体周围形成"氨云",从而抵抗胃酸,定植于胃黏膜介导多种损害。Goodwin 等把 Hp 对胃黏膜屏障的破坏作用比喻为对"屋顶"的破坏给"屋内"造成灾难的后果,故称为"屋漏"学说。空泡毒素(VacA)和细胞毒素相关蛋白(CagA)是两个重要的毒力因

子及主要致病因子,根据是否存在 VacA 蛋白和 CagA 蛋白,可将 Hp 分离株分为
Ⅰ型菌株(VacA+ CagA+)和Ⅱ型菌株(VacA-CagA-),不同人群的 Hp 菌株分布也
存在一定差异。

　　Hp 具有较强传染性。一般认为,Hp 主要通过口-口、粪-口等传播,还有因使
用内窥镜检查而导致的传染途径,其传播呈现家庭内聚集现象。另外,有研究证明
Hp 可以从胃内反流入口腔,使口腔成为 Hp 的储存库,故唾液则成为 Hp 的传播媒
介。Hp 感染与人们的居住环境、工作条件、饮食及卫生习惯等密切相关,有研究表
明,居住、工作环境越拥挤,经济状况越差,文化程度越低,饮食、卫生习惯越差,其
Hp 感染率越高。全世界有超过 50% 的人有 Hp 感染,其中西方国家 Hp 感染率为
25%~50%,发展中国家高达 90%,而我国属发展中国家,Hp 感染率很高。故预防
及根除 Hp 感染对有关疾病的预防、医疗负担的减轻等具有重要意义。

第二节　幽门螺杆菌与胃癌前病变相关性研究

　　Hp 普遍具有空泡毒素 A(VacA),大部分菌株同时具有细胞毒素相关基因 A
(CagA),这两种强烈的细胞毒素导致胃黏膜损伤、变构、上皮细胞空泡化、肠上皮
化生、不典型增生等胃癌前病变(PLGC)。而在此过程中,胃黏膜细胞存在着许多
基因表达的异常, 细胞因子的改变等,这些多阶段、多环节的变化,最终导致胃癌
的发生。因此,人们推测如果能根除 Hp 将有望使胃黏膜萎缩、肠化生停止或逆
转, 成为预防胃癌的有效手段。

　　有流行病学调查显示,在甘肃武威地区 Hp 感染率在胃癌患者中为 83.33%,
发生 PLGC 的患者中 Hp 的感染率为 92.11%,说明 Hp 感染在甘肃河西地区与 PL-
GC、胃癌发生有着密切联系。另外,也有许多研究者认为 Hp 感染会导致胃黏膜肠
上皮化生的发生。如一项大样本调查显示,2 455 例患者中,Hp 阳性患者的肠上皮
化生率为 43.1%,而 Hp 阴性者肠上皮化生发生率仅有 6.2%。VacA 能引起早期
促炎反应,抑制 T 细胞的活性及其增殖,干扰抗原的呈递、干扰吞噬作用、增加上皮
细胞的通透性、引起细胞间紧密连接的功能紊乱等。还有研究表明,Hp 所致肠上
皮化生、不典型增生及癌的细胞内有幽门螺杆菌致病基因 CagA 和血型抗原结合黏
附素 A(BabA)基因表达,提示 CagA、BabA 等在 Hp 的致癌前病变作用中起着重要
作用。Schneller 等也报道,约 70% 的 Hp 感染者可以检测到 CagA 基因,CagA 基因
阳性者胃窦黏膜肠化生的概率增高。故大量证据表明,尤其 CagA(+)菌株的 Hp
感染,对胃黏膜萎缩、肠上皮化生及不典型增生等 PLGC 病变的发生发展起着推动
作用。其主要可能机制如下:

一、环氧化酶-2(COX-2)

环氧化酶(cyclooxygenase,COX)是一种限速酶,在花生四烯酸合成前列腺素(PGs)过程中起着重要作用。早期研究表明,哺乳动物中至少有两种同工酶:COX-1 和 COX-2,且 COX-2 的过表达可能是导致肿瘤发生发展的众多因素之一。它虽然可以加速合成前列腺素 E2(PGE2),对胃黏膜起到保护作用,但更重要的是 COX-2 可以诱导细胞增殖并且抑制细胞凋亡,通过延长细胞 G_1 周期,细胞可以不断增殖突变。这可能是促进胃黏膜发生 PLGC 病变及进一步发展成为胃癌的重要机制。

1998 年,Sawaoka 等首先报道了 Hp 感染可诱导胃黏膜 COX-2 表达。此外国内许多研究也表明,COX-2 的表达受到 Hp 感染有相关性,并认为在 PLGC 到胃癌的发展过程中 COX-2 过表达的强度不断增高,有助于胃癌的早期发现。钱铖等研究表明,COX-2 几乎在所有肠化和异型增生的腺体均可见强烈的染色反应,而肿瘤组织中癌细胞胞浆、胞核弥漫性着色,间质细胞如血管内皮细胞、成纤维细胞亦有 COX-2 散在表达。故得出结论:Hp 感染诱导 PLGC 的 COX-2 表达,这可能是 Hp 促进胃癌发生的原因之一。然而 Hp 感染诱导 COX-2 产生的机制还未明确。可能由于 Hp 感染刺激了 IL-6、IL-8、TNF-α 等的释放,这些刺激因素可以诱导 COX-2 的表达。另外,COX-2 的表达也可能与 Hp 释放的内毒素有关。

二、SHP2(Src homology phosphatase-2)

蛋白酪氨酸磷酸酶(protein tyrosine phosphatase,PTP)活性的异常与肿瘤的发病机制相关。Dechert U 等研究证明 PTPN11 编码 PTP 超家族中的第一个癌基因,即 SHP2 基因,其蛋白产物 SHP2 主要包含 SH2(Src homology-2)区域。SHP2 是一种胞内酪氨酸磷酸酶,尤其在 Hp 所致的肿瘤中对致癌信号通路起着重要作用,有可能成为新的抗癌靶点。生理状态下,SHP-2 对胰岛素、表皮生长因子、血小板源生长因子、成纤维细胞生长因子等有着调节作用,并可以促进细胞有丝分裂,参与细胞增殖、分化和凋亡等。近年大量研究证实,SHP2 是一种原癌基因。

在胃黏膜中检测出磷酸化的 CagA 蛋白与 HP2 结合的复合物,证明 Hp 与 SHP-2 有着密切关系。有研究显示 Hp 的 CagA 蛋白进入细胞后,主要被 Scr 家族蛋白磷酸化生成 P-CagA,该蛋白分子上的 SHP2 结合位点明显增多,导致 SHP-2 信号通路过度激活。这一现象则扰乱了 SHP2 信号通路的生理功能,造成上皮细胞失去极性,细胞骨架发生重构,细胞形态发生改变(如细胞伸长)等现象,此作用被认为是 SHP2 导致胃癌发生的重要机制之一。此外,Hp 的 CagA 可以影响 SHP2/ERK 与 JAK/STAT 信号通路的相互转化,而 LPS 可以激活 STAT3 表达,促进 IL-6 分泌。

三、癌基因或抑癌基因

c-erbB-2、Ras、c-myc、c-Met、p53 等是与 Hp 关系密切的癌基因或抑癌基因,参与对细胞增殖、凋亡的调控。它们在肠上皮化生、不典型增生的胃黏膜上皮细胞中均有阳性表达,提示 Hp 所致的 PLGC 及胃癌等可能通过这些基因调控细胞凋亡减少、增殖过度等有关。

p53 基因是经典的抑癌基因,与 Hp 的关系被长期广泛研究。野生型 p53 可以抑制细胞过度增殖、诱导细胞凋亡,通过控制 G_0 期和 G_1 期细胞进入 S 期,即使细胞周期停滞而抑制细胞增殖。还可以修复 DNA 或清除 DNA 异常的细胞,协调细胞凋亡与增殖速度,阻止细胞的恶变。研究表明长期 Hp 感染导致的炎症反应会使胃黏膜内自由基、过氧化物的生成增加,而自由基具有很强的破坏性,它能使细胞膜溶解,破坏核酸结构,也能通过脱氨作用使 p53 及其他基因发生突变。一旦野生型 p53 基因发生突变,则成为致癌基因,促进肿瘤的发生发展。

c-myc 定位于人类第 8 号染色体,由于其可以调节细胞有丝分裂,故对细胞周期的调控起着重要作用。但这种作用是双重的,即不同条件下 c-myc 蛋白可能起到促进细胞增殖的作用,也可能起到诱导细胞凋亡的作用。研究表明,c-myc 基因诱导细胞凋亡需要野生型 p53 基因参与,而在胃癌及 PLGC 中 p53 广泛发生突变而失去与 c-myc 协同诱导细胞凋亡的作用,从而使 c-myc 诱导增生的作用占主导地位。

c-erbB-2 癌基因是一种 V-erbB 相关基因,与表皮生长因子受体基因具有高度同源性,具有酪氨酸激酶活性,与细胞生长分化过程中的信号转导有关。在正常情况下癌基因 c-erbB-2 处于非激活状态,当受到某些致癌因素作用后,其构型改变或表达失控而被激活。c-erbB-2 蛋白表达与胃癌的转化、发生及发展密切相关。许多研究表明 Hp 感染与 cerbB-2 阳性表达率呈正相关,Hp 感染可引起 c-erbB-2 基因突变,使细胞增殖加快,促进胃癌的发生与发展;而且 PLGC 中也是同样如此。

c-Met 作为肝细胞生长因子受体,也是一种原癌基因,属酪氨酸激酶生长因子受体家族成员。该基因在慢性胃炎中即有强阳性表达,参与腺颈部干细胞的分裂、增生以及黏膜上皮和腺管细胞的更新、修复等。c-Met 被激活后,募集一些信号传导蛋白,继而诱导细胞发生异常有丝分裂甚至癌变。Soman 等发现在浅表性胃炎、萎缩性胃炎、肠上皮化生和胃癌组织中均存在其 mRNA 高表达,体现了细胞的旺盛增殖状态。研究显示,Hp 的 CagA 可激活宿主胃黏膜上皮细胞膜的 c-Met 基因。有学者用 siRNA 技术沉默 c-Met 在上皮细胞的表达,发现 Hp 引起的细胞移动受到抑制。故 c-Met 基因参与了 Hp 的致癌过程,并作用于 PLGC 的发生发展,且 c-Met 蛋白有可能成为评估预后的一项新指标。

四、凋亡基因及凋亡抑制基因

Fas 及其天然配体(Fas Ligand，Fas-L)分别属于 I 型和 II 型跨膜蛋白，是肿瘤坏死因子(TNF)和神经生长因子(NGF)超家族成员，多种细胞能表达 Fas，但 Fas-L 仅存在于活化的 T 淋巴细胞表面。Fas-L(或抗 Fas 单克隆抗体)与 Fas 相结合可诱导细胞凋亡、参与 T 细胞介导的细胞毒作用及介导免疫逃逸等。O'Connell 在早期研究中证明，在胃腺癌细胞中存在高表达的 Fas-L，通过 Fas-L 使浸润的 T 细胞发生凋亡，从而导致肿瘤细胞避免被杀伤而不断增殖。另外，班宗文等认为肿瘤细胞对 Fas 介导的凋亡具有抵抗性，而在免疫豁免区表达的 Fas-L 尚可诱导机体的免疫耐受，其机制不清楚，可能与 IL-10 和 TGF 相关。

而国内外研究均表明 Hp 感染可以诱导 Fas 表达增加。如 Jone 等报道 Hp 感染中 Fas 表达增加，加速了细胞凋亡。Houghton 等也报道 Hp 感染者中胃黏膜上皮细胞 Fas 抗原 mRNA 和 Fas-L 的 mRNA 的表达均显著增加。以上资料说明 Hp 感染促进 Fas 蛋白表达，这可能也是 Hp 推动普通胃炎向 PLGC、胃癌发展的重要机制之一。

除此之外，细胞凋亡抑制基因也在 Hp 与 PLGC 的发生发展过程中起到重要作用，如 Survivin、Bcl-2 等。Survivin 是凋亡蛋白抑制因子家族的重要成员之一，在正常组织中不表达，而在大多数肿瘤组织中均存在高表达，且其高表达可抑制多种因素诱导的细胞凋亡。它通过直接抑制中心环节 Caspase-3 和 Caspase-7 等凋亡蛋白酶的活性，阻断凋亡过程，从而导致肿瘤细胞异常分裂增殖。Bcl-2 基因是最早发现的凋亡抑制基因，Bcl-2 及其表达蛋白可抑制多种组织细胞的凋亡和延长细胞寿命。其机制可能是通过调控内质网钙离子在核内外物质转运中的作用及膜通透性来阻止线粒体释放细胞色素 C，从而抑制细胞凋亡。国内外许多研究也证明，Hp 感染与细胞凋亡抑制基因有着密切联系。在 Hp 感染所致胃癌变过程中，Bcl-2 和 Survivin 等细胞凋亡抑制因子可能共同作用于凋亡的不同环节而发挥协同作用。通过破坏胃黏膜细胞凋亡与增殖的平衡而破坏胃黏膜的完整性，促进 PLGC 及肿瘤的发生。

Hp 还可以通过影响增殖细胞核抗原(PCNA)、细胞周期素(cyclin)、细胞周期素依赖性激酶(CDK)、NK-kB、端粒酶等促进细胞增殖，启动胃黏膜癌变。因此，Hp 的致癌作用是多靶点、多环节、多阶段的，而不是一蹴而就。这也意味着，根除 Hp 感染对 PLGC 及胃癌的预防、治疗具有重大意义。

第三节　幽门螺杆菌感染检测

鉴于 Hp 是导致胃肠道疾病的重要因素,故 Hp 的准确检测诊断对相关疾病的预防、治疗与转归有着重要意义。Hp 的检测方法多种多样,如根据检测原理可分为微生物学方法、血清学方法、尿素酶依赖技术、形态学方法和基因诊断等,而根据取材有无创伤性可分为侵入性方法与非侵入性方法。有关专家认为,在采用某种检测方法检测结果为阴性,而患者患有 Hp 相关疾病时,应再采用其他一种或几种检测方法进行详细检查,以明确是否感染 Hp,而绝不要在未经检测确认感染 Hp 的情况下进行根除治疗。众多方法中,细菌分离培养法被认为是诊断 Hp 感染的"金标准";另外,内镜检查时快速尿素酶试验(RUT)是最佳选择。

需要注意的是,患者常因不适症状而自行服用一些药物,故检测 Hp 前要询问患者近期是否服用质子泵抑制剂、抗生素等会造成假阴性结果的药物,如有服用,则需停药 2 周以后才能进行 Hp 检测。

一、侵入性检测 Hp

1. 组织学检测

《悉尼胃炎指南》中建议进行胃镜检查的患者均应从胃窦和胃体各取两块黏膜活检标本作 Hp 组织学检查。根据组织切片上 Hp 螺旋状或短棒状的形态特点和分布特征从而检测是否存在 Hp 感染。常用染色方法有苏木素-伊红(HE)染色,Warthin-Starry 银染色、Giemsa 染色等。此法在观察胃部病变的同时确定是否有 Hp 感染,有一定优势,但活检标本应尽量大些。

2. 细菌学检测

即 Hp 的体外培养方法。虽然此法敏感性和特异性都较高,由于细菌培养操作技术较难,所需时间较长等缺点,成功率较低。临床并不常规使用此方法检测 Hp 感染,一般只是用于检验其他 Hp 检测方法的准确性及 Hp 的药敏试验。

3. 快速尿素酶试验(RUT)

快速脲酶试验的原理是由于 Hp 含有尿素酶,可以水解尿素产生氨,从而导致 pH 升高,使 pH 指示剂的颜色改变。正常胃黏膜活检标本应该呈酸性,故 pH 指示剂(一般为酚红)颜色不变。如果存在 Hp 感染,则胃黏膜活检标本会使液体颜色改变。该试验可在行胃镜检查时进行,易于操作、速度较快,但存在一定的假阴性、假阳性。

二、非侵入性检测 Hp

1. $^{13}C/^{14}C$-尿素呼气试验(UBT)

与 RUT 原理相似,由于 Hp 的尿素酶分解尿素后除了形成氨,还产生 CO_2,且 CO_2 随病人的呼吸而排出体外。故可使用同位素标记的方法,从呼出气体中检测是否含有标记的 CO_2,就可以明确是否存在 Hp 感染。用于标记的同位素有两种,即 ^{14}C 和 ^{13}C。其中 ^{13}C 不具有放射性,适用于所有人群,而 ^{14}C 则具有一定放射性,孕妇及儿童等不宜使用。该方法的敏感性和特异性都在 95% 以上,且反应全胃 Hp 感染,不受所取标本的影响,对患者没有损伤,故可作为 Hp 诊断的金标准。

2. 血清学检测

由于感染 Hp 的病人会出现显著的局部和全身免疫反应,故可使用血清学检测方法检测相关抗体。可以用细菌凝集、补体结合、EL ISA 等方法检测,但抗体阳性并不代表目前一定存在 Hp 感染,比如根除 Hp 后抗体水平下降缓慢,可能抗体仍为阳性。故此法主要用于流行病学研究,而不能作为诊断 Hp 感染最初阶段的证据。

3. 粪便抗原检测

Hp 粪抗原检测可能是又一种判断 Hp 感染的有效诊断方法。其原理是定居于胃黏膜的 Hp 的代谢产物可被释放进入肠道,或随着胃黏膜上皮细胞脱落进入肠道,从而通过粪便排出体外。因而检测新鲜粪便中的 Hp 抗原可确认胃内是否存在 Hp 现症感染。该法无须服用试剂,无损害无痛苦,适用于所有受检者,也可用于流行病学调查等。

4. 分子生物学检测

Hp 的全基因早已经被科学家们研究明确,故可设计出合适引物进行体外基因扩增,从而由 DNA 检测是否存在 Hp 感染。可想而知,该方法具有很高的敏感性和特异性,可以检测胃黏膜标本、粪便标本等,但依然会出现假阴性、假阳性。目前主要用于基础研究中,如 Hp 分子生物学和分子流行病学的研究等。

第四节　幽门螺杆菌根除治疗

Hp 是许多消化系统疾病发生、发展与转归的重要因素,还可以导致多种胃肠外疾病,如心脑血管疾病、血液系统疾病、呼吸系统疾病等。根除 Hp,对于促进溃疡愈合、降低胃癌发生率、延缓胃黏膜相关淋巴组织淋巴瘤患病的进程,提高广大患者的生活质量,都有着极为重要的意义。PLGC 作为癌前病变,而 Hp 作为一线致癌因子,它们之间存在着紧密联系。要逆转 PLGC 病变,阻止 PLGC 发展成胃癌,那么积极进行 Hp 的根除治疗是必需的。临床用于治疗 Hp 的方案有很多,各种共识意见及指南也有许多推荐方法,但 Hp 的根除治疗仍存在耐药性增加、副作用较多、治疗欠规范性等问题。目前从临床上观察可以发现,标准三联方案(PPI+阿莫西林+克拉霉素)的根除率明显降低,故是否需要重新选择一线治疗方案,及对于一线根除方案失败的患者,如何选择合适的、成功率高的二线方案,是值得研究的问题。

一、常用疗法

1. 三联疗法

三联疗法即 PPI/RBC+两种抗生素联用。常用的抗生素有阿莫西林、克拉霉素、甲硝唑、左氧氟沙星等,其疗程有 7 天、10 天、14 天,是较常用的一线方案。疗程长短对 Hp 有一定影响,但也有研究表明 7 天方案与 10 天方案的根除率无明显差别,故 Hp 根除治疗的合适疗程的选择还需进一步研究明确。近年来研究发现由于耐药性的增加,三联疗法的临床治疗效果并不理想,Hp 根除率也有所下降,促使人们不断探讨新的治疗方案。

2. 序贯疗法

在三联疗法的疗效越来越不能令医生及患者满意的情况下,以意大利学者 De Francesco 医师为代表,许多医师提出序贯疗法来根除 Hp 感染。此法多使用埃索美拉唑、阿莫西林、克拉霉素、替硝唑组成的 10 日序贯疗法。即在前 5 天应用 PPI+阿莫西林治疗 Hp 并防止耐菌株产生,而在接下来的 5 天使用 PPI+替硝唑+克拉霉素进一步杀灭 Hp。有研究认为序贯疗法的治疗效果优于传统三联疗法,可作为一线方案根除 Hp,也可作为补救措施;而我国一项多中心随机对照研究却表明,序贯疗法与标准三联疗法相比并未显示出明显优势。故序贯疗法的疗效仍有待进一步多中心、大样本的临床研究来进一步证实。

3. 四联疗法

四联疗法即 PPI+两种抗生素+铋剂的治疗方法。其中 PPI 常用雷贝拉唑、兰索拉唑等；抗生素以阿莫西林、克拉霉素、甲硝唑、莫西沙星、左氧氟沙星、呋喃唑酮等为主，选择其中两种同时使用，一般抗生素使用 7 天；铋剂主要为枸橼酸铋钾等。大量临床研究发现，无论是对初次杀菌的患者还是作为杀菌失败后的补救治疗，四联疗法均能显著提高 Hp 根除率，从而促进溃疡愈合，减轻患者不适症状，阻止疾病的进一步发展，值得临床进一步推广应用。

二、耐药性

临床 Hp 感染根除率理想值应至少≥90%，而由于某些抗生素的广泛使用，使 Hp 对这些抗生素产生耐药性，导致一些根除疗法的失败。中华医学会消化病学分会幽门螺杆菌学组在 2005—2006 年对 Hp 耐药菌株进行了全国流行病学调查，表明 Hp 对甲硝唑、克拉霉素和阿莫西林的平均耐药率分别为 75.6%、27.6% 和 2.7%。从此可以看出，Hp 对甲硝唑具有很强的耐药性，故含有甲硝唑的根除疗法应考虑不再作为 Hp 的一线治疗方案；尽管阿莫西林在临床的应用也非常广泛，但是 Hp 对阿莫西林的耐药率却很低；而 Hp 对克拉霉素的耐药也使得一线标准三联疗法失败率不断增高，这可能与其同类药物（阿奇霉素及红霉素等）的交叉耐药有关。2007 年《全国幽门螺杆菌感染共识意见》亦指出：对于甲硝唑和克拉霉素耐药者，用喹诺酮类药物如左氧氟沙星作为补救治疗可取得较好的疗效，但是喹诺酮类药物的广泛使用也会增加其耐药性。另外，呋喃唑酮耐药率低，疗效较好，费用低，虽然有一定不良反应，但应考虑纳入 Hp 的治疗方案中，尤其对于前期杀菌失败的患者。

既然 Hp 耐药株的产生严重影响 Hp 的根除治疗效果，为提高 Hp 根除率、减少继发耐药，临床中应严格掌握 Hp 根除适应证，选择合适的治疗方案及疗程。需向患者详细交代用药方法，提高治疗依从性，同时需提高临床医生，尤其是基层医生对 Hp 感染的诊治水平。方案中应联合用药，避免选用单一抗生素；首次治疗时有效的治疗方案尤其重要，为了提高 Hp 根除率，四联疗法也可考虑用于首次治疗中，以避免反复杀菌对抗生素产生继发耐药以及损害患者肝、肾功能等。对于前期杀菌失败的患者，需间隔 3 个月以上再杀菌，以避免 Hp 球形变而失去对抗生素的敏感性。另外，要避免在治疗前给患者服用抑制胃酸的药物如 H_2 受体拮抗剂和 PPI 等。

三、Hp 感染的根除标准

进行 Hp 根除治疗后至少 4 周，进行^{13}C-UBT 复查。如结果为阴性，则认为杀菌成功；如为阳性，则杀菌失败。另外，也可使用 Hp 抗原检测法、快速尿素酶试验

（需胃窦、胃体两个部位取材）等方法进行 Hp 是否根除的检测。但复查时首选非侵入性方法较好。

四、其他方法

1. 中医疗法

许多研究表明，中医药疗法对 Hp 根除也有一定作用且副作用小。中医还可采用针刺疗法，针刺是通过刺激人体局部腧穴，达到抑制胃酸分泌，提高 pH 值，使幽门螺杆菌的生存环境遭到破坏，从而达到根除幽门螺杆菌的目的。

抗 Hp 治疗的中药，多具有清热解毒和扶正祛邪功效，如黄连、大黄、黄芩、丹参、延胡索、生地、白花蛇舌草等。虽然有研究表明中药复方或中西医结合的方法在治疗 Hp 感染中可以起到一定作用，但必须通过正确的组方及临床试验的验证，且目前单独使用中医药疗法根除 Hp 感染尚未被公认推荐。因此，中西医联合治疗 Hp 感染可能在降低毒、副作用以及防止耐药、减少复发方面更具优势，但其具体抗菌成分及机制仍有待更加深入的研究及分析，以为 Hp 的根除提供更有效、科学的依据。

2. 疫苗

Hp 含有多种免疫原，如鞭毛蛋白、脂多糖、尿素酶等，它的感染将导致机体一系列的免疫反应，包括体液免疫及细胞免疫，从而产生相应的病理损伤。由于 Hp 感染的人群较多，对患者机体产生许多破坏性因素且易于传染等，如能通过疫苗等免疫手段控制及避免，将是非常经济有效的方法。然而这一想法并不新颖，早在1991 年，Czinn 及 Nedrud 使用小鼠首次证明通过免疫接种方法预防 Hp 感染是有可能的。

抗原的选择及合适的免疫方法也同样是 Hp 相关疫苗制备的关键。有研究表明，减毒幽门螺杆菌疫苗由于多种不利因素而不能用于人体；而亚单位疫苗是由纯化抗原加佐剂构成的，研究较多的是尿素酶抗原，是有希望应用于人体的疫苗，但实验证明 Hp 抗原必须与一种免疫佐剂一起接种才起到保护作用，所以还需要寻找出最佳的免疫佐剂，且具有两种以上抗原的多价疫苗比单价疫苗保护作用更强。载体疫苗及核酸疫苗近年来也成为研究热点，即通过基因重组技术制备疫苗，具有无须免疫佐剂、可制备多价疫苗等优点。除此之外，还有缓释微球疫苗、表位疫苗等，但最适宜用于人体的抗 Hp 感染疫苗还需进一步研究来确定，从而避免 Hp 感染及其带来的危害。

3. 益生菌等

益生菌具有提高消化道有益菌的数量和活性等功能，还有研究发现其具有抗菌活性,也有助于防治 Hp 感染。除此之外,由于根除 Hp 治疗后肠道会存在不同程度的菌群紊乱和耐药菌株生长情况,此时如服用益生菌可明显减少腹泻、便秘等不良反应。研究表明,在首次 Hp 根除治疗失败后加服双歧杆菌三联活菌胶囊("培菲康")3 个月,可明显提高 Hp 根除率,其机制可能是产生了抑制 Hp 的物质或可能抑制 Hp 定殖等。对其他益生菌的研究也得到了类似结果,故认为加用益生菌制剂对 Hp 根除治疗是有益的。

另外,还有使用乳铁蛋白等联合标准 Hp 根除方案的方法,这些方法可能提高 Hp 的根除率和减低服用根除药物后产生的不良反应,但服用时间、剂量等问题仍需临床试验来进一步验证。

参考文献

1. Cover TL, Blaser MJ. Helicobacter pylori in health and disease. Gastroenterology, 2009,136 (6):1863 - 1873

2. International Agency for Research of Cancer(IARC). Schistosomes, liver flukes and Helicobacter pylori. Monographs on the evaluation of carcinogenic risks to humans. World Health Organization, 1994,61: 177 - 241.

3. Warren JR. Unidentified curved bacilli on gastric ep ithelium in active chronic gastritis. Lancet, 1983,1(8336):1273 - 1275.

4. Marshall BJ, Warren JR. Unidentified curved bacilli in the stomach of patients with gastritis and peptic ulceration. Lancet, 1984,1(8390):1311 - 1315.

5. Goodwin CS, McConnell W, McCulloch RK, et al. Cellular fatty acid composition of Campylobacter pylori from primates and ferrets compared with those of other campylobacters. J Clin Microbiol, 1989,27(5):938 - 943.

6. Alazmi WM, Siddique I, Alateeqi N, et al. Prevalence of Helicobacter pylori infection among new outpatients with dyspepsia in Kuwait. BMC Gastroenterol, 2010,10: 14.

7. 石乐琴,郑荣梁,王秉瑞.幽门螺杆菌.微生物学免疫学进展,2007,03:51 - 68.

8. Beji A, Megraud F, Vincent P, et al. GC content of DNA of Campylobacter pylori and other species belonging or related to the genus Campylobacter. Ann Inst Pasteur Microbiol, 1988,139:527 - 534.

9. Alm RA, Ling LL, MoirDT, et al. Genomic-sequence comparison of two unrelated isolates of the human gastric pathogen Helicobacter pylori. Nature, 1999,397:176 - 180.

10. Krajden S, FuksaM, Anderson J, et al. Examination of human stomach biopsies, saliva and dental plaque for Campylobacter pylori. J Clin Microbiol, 1989,27(6):1397 - 1398.

11. Ferguson DA Jr, Li C, Patel NR, et al. Isolation of Helicobacter pylori from saliva . J Clin Microbio, 1993,1(10):2802 - 2804.

12. Yilmaz E, Dogan Y, Gurgoze MK, et al. Seroprevalence of Helicobacter pylori infection among children and their parents in eastern Turkey. J Paediatr Child Health, 2002,38: 183 - 186.

13. Rocha GA, Rocha AM, Silva LD, et al. Transmission of Helicobacter pylori infection in families of preschool-aged children from Minas Gerais, Brazil. Trop Med Int Health, 2003,8:987 − 991.

14. Yang YS, Wang SM, Chen CT, et al. Lack of evidence for fecal-oral transmission of Helicobacter pylori infection in Taiwanese. J Formos Med Assoc, 2003,102:375 − 378.

15. Langenberg W, Rauws EA, Oudbier JH, et al. Patient-to-patient transmission of Campylobacter pylori infection by fiberoptic gastroduodenoscopy and biopsy. J Infect Dis, 1990, 161 (3):507 − 511.

16. Sugiyama T, Naka H, Yachi A, et al. Direct evidence by DNA fingerprinting that endoscopic cross-infection of Heicobacter pylori is a cause of postendoscopic acute gastritis. J Clin Microbiol, 2000,38(6):2381 − 2382.

17. 胡伏莲. 幽门螺杆菌感染诊疗指南. 北京:人民卫生出版社,2006.

18. 韩俭,景涛,樊平. 幽门螺杆菌感染和武威地区胃癌组织中核增殖抗原表达的关系. 兰州医学院学报,2003,29(3):72 − 79.

19. Sakaki N, Kozawa H, Egawa N, et al. Ten-year prospective follow up study on the relationship between Helicobacter pylori infection and progression of atrophic gastritis, particularly assessed by endoscopic findings. Aliment Pharmacol Ther, 2002,16(Suppl 2):198 − 203.

20. Semino-Mora C, Doi SQ, Marty A, et al. Intracellular and interstitial expression of Helicobacter pylori virulence genes in gastric precancerous intestinal metaplasia and adenocarcinoma. J Infect Dis, 2003,187(8):1165 − 1177.

21. Schneller J, Gupta R, Mustafa J, et al. Helicobacter pylori infection is associated with a high incidence of intestinal metaplasia in the gastric mucosa of patients at inner-city hospitals in New York. Dig Dis Sci, 2006,51(10):1801 − 1809.

22. Plummer M, van Doorn LJ, Franceschi S, et al. Helicobacter pylori cytotoxin-associated genotype and gastric precancerous lesions. J Natl Cancer Inst, 2007,99(17):1328 − 1334.

23. Sicinschi LA, Correa P, Peek RM, et al. CagA C-terminal variations in Helicobacter pylori strains from Colombian patients with gastric precancerous lesions. Clin Microbiol Infect, 2010,16(4):369 − 378.

24. Yamauchi T, Watanabe M, Kubota T, et a1. Cyclooxygenase-2 expression as a new marker for patients with colorectal cancer. Dis Colon Rectum, 2002,45(1):98 − 103.

25. 钱铖,刘明东,邹晓平. 幽门螺杆菌感染与胃癌及癌前病变环氧化酶-2 表达的研究. 实用医学杂志,2010,26(3):401 − 403.

26. Shen H, Sun WH, Xue QP, et a1. Influences of Helicobacter pylori on cyclooxygenase-2 expression and prostagland inE2 synth esis in rat gastric epithelial cells in vitro. J Gastroenterol Hepatol, 2006, 21(4):754 − 758.

27. Kiu H, Hilton DJ, Nicola NA, Ernst M, et al. Mechanism of crosstalk inhibition of IL-6 signaling in response to LPS and TNF alpha. Growth Factors,2007, 25(5):319 − 328.

28. Cha Y, Park KS. SHP2 is a downstream target of ZAP70 to regulate JAK1/STAT3 and ERK signaling pathways in mouse embryonic stem cells. FEBS Lett, 2010, 584(19):4241 − 4246.

29. Jiang J, Jin M S, Kong F, et al. Increased expression of tyrosine phosphatase SHP-2 in Heli-

cobacter pylori-infected gastric cancer. World J Gastroenterol, 2013, 19(4):575 – 580.

30. Naito M, Yamazaki T, Tsutsumi R, et al. Influence of EPIYA-repeat polymorphism on the phosphorylaion-deipendent biological activity of Helicobacter pylori CagA. Gastroenterolooy, 2006,130 (4):1181 – 1190.

31. Chan G, Kalaitzidis D, Neel BG. The tyrosine phosphatase Shp2(PTPN11) in cancer. Cancer Metastasis Rev, 2008,27:179 – 192.

32. Saadat I, Higashi H, Obuse C, et al. SHP2 Tyrosine Phosphatase as an Intracellular Target of Helicobacter pylori CagA Protein. Science, 2002,295(5555):683 – 686.

33. Ohashi S, Okamura S, Urano F, et al. Clinicopathological variables associated with lymph-node metastasis in submucosal invasive gastric Cancer. Gastric Cancer, 2007,10(4):241 – 250.

34. Soman NR, Correa P, Ruiz BA, et al. The TPR-MET oncogenic rearrangement is present and Expressed in human gastric carcinoma and Precursor lesions. Droc Natl Acad Sci USA, 1991,88: 4897.

35. Thiery JP. Epithelial-mesenchymal transitions in tumor progression. Nature Revies Cancer, 2002,2(6):442 – 454.

36. Furge KA, Zhang YW, Vande Woude GF. Met receptor tyrosine kinase:enhanced signaling through adapter proteins. Oncogene, 2000,19(49):5582 – 5589.

37. Klemke RL, Cai S, Giannini AL, et al. Regulation of cell motility by mitogen-activated protein kinase. J Cell Biol, 1997,137(2):481 – 492.

38. O'Connell J, Bennett M W, O'Sullivan GC, et al. The Fas counterattack:cancer as a site of immune privilege. Immunol Today, 1999,20:46 – 52.

39. 班宗文,吕宗舜,阎雪艳,等. 幽门螺杆菌感染对 Fas/ FasL 表达的影响在胃癌发生中的作用. 中华消化杂志,2002,22(4):206 – 208.

40. Jone NL, Day A, Jennings H, et al. Helicobacter pylori induce gastric epithelial cell apopto-sis in association with increased Fas receptor expression. Infect Immun, 1999,67:4237 – 4242.

41. Houghton J, Korah RM, Condon MR, et al. Apoptosis in Helicobacter pylori associated gas-tric and duodenal ulcer disease is mediated via the Fas antigen pathway. Dig Dis Sci, 1999, 44:465 – 478.

42. 李忠义,刘斌,吴启峰. 幽门螺杆菌感染与胃黏膜病变的相关性研究. 中华消化杂志, 2007,27(1):52 – 54.

43. 胡伏莲. 中国幽门螺杆菌研究现状. 胃肠病学,2007,12(9):516 – 518.

44. Malfertheiner P, Megraud F, O'Morain C, et al. Current concepts in the management of Heli-cobacter pylori infection:the Maastricht III Consensus Report. Gut,2007, 56:772 – 781.

45. 中华医学会消化病学分会幽门螺杆菌学组/幽门螺杆菌科研协作组. 第三次全国幽门螺杆菌感染若干问题共识报告. 胃肠病学,2008, l3(1):42 – 46.

46. Yan X, Zhou L, Song Z, et al. Sequential therapy for Helicobacter pylori eradication in a-dults compared with triple therapy in china:a multiple center, prospective, randomized, controlled tri-al(abstract). Helicobacter, 2011, 16(Suppl 1):87.

47. 成虹, 胡伏莲, 谢勇,等. 中国幽门螺杆菌耐药状况以及耐药对治疗的影响—全国多中心临床研究. 胃肠病学,2007, 12(9):525－530.

48. Chen SY, Gao H, Li F, et al. Clinical study on the effect of triple therapy combined with Wenweishu or Yangweishu in the treatment of Helicobacter pylori associated gastric ulcer. Chin J Dig, 2011, 31(2):126－129.

49. 李阳, 周建华. 针刺根除幽门螺杆菌感染的疗效观察. 基层医学论坛, 2010, 14(28): 926－927.

50. Czinn SJ, Nedrud JG. Oral immunization against Helicobacter pylori. Infect Immun, 1991, 59: 2359－2363.

51. 蒋晓芸, 钟良. 幽门螺杆菌根除治疗及合理用药. 上海医药, 2014, 35: 12－15.

52. 陈云华, 汪春莲, 谢云. 幽门螺杆菌致病机制及益生菌防治作用的研究进展. 世界华人消化杂志,2007, 15(25):2690－2697.

53. 刘鹏飞, 沈卫东. 微生态制剂在幽门螺杆菌根除失败后补救疗法中的应用. 苏州大学学报(医学版),2009, 29(6):1152－1154.

胃癌前期病变（PLGC）的研究与治疗都备受瞩目，尤其是实验动物模型的制备。如何成功复制理想的 PLGC 实验动物模型，对研究 PLGC 的预防、发病机制以及逆转治疗具有至关重要的作用。目前 PLGC 实验动物模型主要为诱导模型，即在人为控制的条件下模拟致病因素等来复制出慢性萎缩性胃炎以及伴肠化、不典型增生等癌前病变。其优点是方便、目的性强、相对快速等，但仍然存在实验动物的选择、药物的组合及剂量的大小、造模时间的长短没有统一标准等诸多问题，需要长期经验摸索。除此之外，还有自发性动物模型，即病变完全在自然条件下发生，排除人为干扰，具有高度相似性的优点，但由于耗时较久、耗资量大等缺点而极少被使用。中医对 PLGC 的治疗主要是辨证施治，而不像西医按照疾病的分类笼统地治疗，故复制出病证结合的实验动物模型来进行中医基础与临床研究是较为理想的研究方式，然而也存在一些问题，例如缺乏公认的造模方法及客观的评价指标等。另外，由于动物模型的制备的一些缺点，制备 PLGC 的体外细胞模型——MC 细胞（即 N-甲基-N′-硝基-亚硝基胍致人胃黏膜细胞恶性转化细胞）来进行相关研究成为新的选择，但其研究还处于未被广泛采纳的初级阶段。随着科学的不断发展，复制 PLGC 动物模型的方法将会更加严谨、规范、成功率高。

第一节　模型动物的选择

在现代实验研究中，实验动物被广泛用来复制人类疾病模型，从而研究疾病的发生、发展机制和治疗方法等。它们是实验医学的重要基础，并且选择公认的实验动物模型其实验结果将具有更高的可信度。故对模拟疾病的实验动物的选择在多方面具有较高的要求。

国外研究者在十年前就使用幽门螺杆菌(*Helicobacter pylori*,Hp)在日本猴子身上复制出萎缩性胃炎的病理改变,但由于成本较高,难以控制等缺点不宜广泛用于实验研究。综合国内研究现状看来,目前用来复制 PLGC 的实验动物模型多用大鼠,且品系尚统一,多为 Wistar 和 SD 大鼠。也有研究者使用蒙古沙鼠,尤其是针对 Hp 的研究,但对其年龄、性别、体重等的选择则没有出统一的标准。不同的动物或同一动物的不同品系对致癌物的敏感性可能存在差异,这对实验结果的可信性、参考性以及临床应用价值均会造成一定影响。

Peraino 等和 Mitaka 等的研究认为,大鼠的年龄和性别均对致癌的敏感性有影响。一般认为雄性较雌性诱发成功率高,其机制可能与激素有关;并认为鼠龄与致癌敏感性的关系看法较统一,应选用未成年大鼠,以 4~8 周龄多见,也有用新生大鼠,它们的诱发率高于年龄较大者,这可能与其组织中的干细胞或幼稚细胞以及细胞的增生状态有关。朱萱萱等在研究慢性萎缩性胃炎脾气虚证模型建立的过程中也发现雄性大鼠较雌性大鼠对 N-甲基-N′-硝基-亚硝基胍(N-methyl-N-nitro-N-nitrosoguanidine, MNNG)的毒性有更好的耐受性,并且认为实验动物选择 5~6 周龄较适宜。

本课题组在前期长时间的研究中也发现,选择 4 周龄的雄性 SD 大鼠进行 PLGC 造模可以取得成功,但仍存在造模时间较长的缺点。这一方面与造模所使用的方法有关,另一方面,与所选实验动物的敏感性等有关。因此,如果能寻找更好的办法使得动物的敏感性增强,比如基因敲除等,将更有利于提高 PLGC 造模的成功率以及缩短造模时间等来进行相关的实验研究。

第二节　生物与物理造模法

一、生物造模法

Hp 感染是引起胃黏膜炎性改变、消化性溃疡等的常见病因,此外,它也是进一步导致胃腺体萎缩,出现肠上皮化生、不典型增生和胃癌等其他病变的常见致病因素。因此这也是常见的 PLGC 造模方法,长期以来一直被广泛使用。但单纯使用 Hp 造模需要很长的实验周期,且病理改变等存在很大差距,模型不够稳定,故大多用于药物根除细菌的效应研究。

Bergin 等探讨了 Hp 感染和高盐饮食作为独立变量导致的胃黏膜改变,经过

37 周,全部 5 名受感染的动物都出现了萎缩性胃炎、肠上皮化生的病理改变。Jin 等用 Hp 的悬浮液给蒙古沙鼠灌胃也复制出 PLGC 实验动物模型,并证明长期的 Hp 感染可以诱导胃黏膜由正常向 PLGC 的发展过程。在 20 周时即有沙鼠出现萎缩及肠化病变,在 40 周时即多数出现萎缩、肠化及不典型增生的病理改变,且 Hp 与 MNNG 联合使用将导致更重的胃黏膜损伤,二者具有协同作用。

二、物理造模法

在 PLGC 实验动物模型的制备中,物理造模法一般作为辅助造模法,与其他方法合用。虽然这种方法可以成功复制 PLGC 动物模型,但由于其操作比较麻烦,实验条件苛刻等缺点而较少使用。

1. 幽门弹簧插入法

张旭晨等给大鼠胃窦部幽门环放置一金属弹簧,通过金属弹簧刺激及引起幽门环持续性扩张,使碱性肠液反流而反复损害胃黏膜,同时用 100 μg/mL MNNG 自由饮用 4 个月,在 4~6 个月中大鼠腺胃出现 PLGC 病理改变。

Zhang 等同样在雄性 Wistar 大鼠胃幽门部插入一金属弹簧并固定,手术后禁食不禁水 24 小时,恢复性饲养 1 周后,开始每周每只大鼠灌胃 60~70℃高盐热淀粉糊 2 次(含 15% 氯化钠),每次 2 mL,连续 24 周。同样成功复制出 PLGC 实验动物模型。

2. 胃肠吻合术

在胃肠外科中胃空肠吻合术是引起胆汁反流高发生率的手术之一,故通过该手术造模是符合 PLGC 病因学的。虽然使用手术方法模拟胆汁反流刺激实验动物胃黏膜能成功复制 PLGC 实验动物模型,但仍存在造模时间长且大多数模型不够稳定等缺点。

杨鸿等使用该法对雄性 Wistar 大鼠进行 PLGC 造模。在禁食不禁水 16 小时后,腹腔注射麻醉药,然后开腹,暴露胃及空肠,将距幽门约 2 cm 的前胃部和距 Treitz 韧带约 3 cm 的空肠相吻合,吻合口长约 0.6~0.8 cm。随后将距胆管十二指肠开口处约 0.5 cm 处的远胃端十二指肠横断,做荷包缝合。术前、术后 1 天均给予高糖盐水,术后第 2 天恢复进食。结果发现在 14 周时胃黏膜腺体即出现萎缩,20 周时出现异型增生等 PLGC 病理改变。并认为通过单纯胃空肠吻合术所得模型,虽然在许多方面其病理改变与人类慢性胃炎极其相似,但因胆汁反流量不足,所造成黏膜损伤主要是浅表性的。而此法在参考国内外文献的基础上进行改良,通过在胃空肠吻合基础上加入近胆管处十二指肠横断的一次性手术造模方法,造成胆汁大量反流,从而增加造模成功率。

第三节　化学造模法

一、单药造模法

1. MNNG 法

MNNG 是目前公认的用来复制 PLGC 动物模型的首选药物,主要是模拟人不当摄入硝酸盐在胃内转化为亚硝酸胺等致癌物质的机制,被广泛用于相关的实验研究中。研究发现,MNNG 在制备 MC 细胞过程中,可以显著提高胃黏膜上皮细胞的非程序 DNA(UDS)合成水平、增殖速率、脂质过氧化和 Ras、p21 蛋白含量等,从而诱导胃黏膜上皮细胞恶性转化。早在 1966 年,Sugimura 等证实了其致癌性并用 83 μg/mL 的 MNNG 液成功复制了胃癌前病变——胃癌动物模型。此后,在研究者们不断在此基础上加以改良,而对 MNNG 的浓度及灌胃时间等均没有制定统一标准。

有研究者单独使用 100 μg/mL 的 MNNG 溶液诱导大鼠慢性萎缩性胃炎的模型,并取得成功,且表明在造模 8 周的时候即可出现胃黏膜腺体萎缩。袁孝兵认为 50~100 μg/mL 的 MNNG 液较为合理,浓度过低则模型复制时间过长,成功率低;浓度过高易出现结肠癌等其他肿瘤。灌胃量应控制在每只 1~4 mL/次为宜。在给药时间上,一般采用限期给药法或连续给药法。但也有研究者使用去离子水配成的 120 μg/mL 的 MNNG 溶液 5mL/kg 灌胃,1 次/天,在 20 周时大鼠胃黏膜即出现萎缩征象,如轻度炎症、固有腺体减少等,30 周左右大鼠胃黏膜出现轻-中度异型增生等,并认为比自由饮用方式造模效果更佳且大鼠模型基本稳定。因此,制定 MNNG 统一的剂量及灌胃时间标准还需进一步的大样本研究,为复制 PLGC 的理想实验动物模型提供理论基础。

2. 氨水法与脱氧胆酸钠法

正常胃黏膜处于 pH 2.0 的强酸环境,给予氨水或脱氧胆酸钠后,模拟了碱性环境对胃黏膜的损害,为模拟临床常见病因的造模方法。

何晓辉等用 6 周龄的健康 SD 大鼠 100 只,适应性喂养 1 周后,以每天新鲜配制的 0.1%氨水代水自由饮用,连续造模 180 天,造模结束前随机抽取 5 只进行胃黏膜病理组织学检查以确认造模成功。结果模型组大鼠的胃黏膜表面可见黏膜层明显变薄,腺体数目明显减少,体积缩小,黏膜下小血管清晰可见等病理改变,并有少数大鼠出现肠上皮化生。

　　戴关海等采用脱氧胆酸钠联合主动免疫、30%~60%乙醇法刺激大鼠胃黏膜复制慢性萎缩性胃炎动物模型。3个月后取胃组织进行病理检查,发现模型组大鼠胃黏膜萎缩变薄,腺体数量减少,间质内有多量急、慢性炎细胞浸润等,即萎缩性胃炎大鼠模型复制成功。李红平等以0.2%的脱氧胆酸钠溶液灌胃,每只1.5 mL/d,与脱氧胆酸钠溶液灌胃间隔5小时,用50℃热水每只2 mL/d灌胃,并且加用饥饱失常法连续造模8周后,在光镜下观察,确定造模成功。

3. 水杨酸钠法

　　由于风湿病、心脏病等使用非甾体类药物,是临床导致胃黏膜萎缩的一个公认的原因。水杨酸钠主要通过局部的直接刺激引起胃黏膜炎性反应,胃黏膜细胞脱落,并抑制胃黏膜的生长,使其失去正常的抵抗力。同时水杨酸钠可以抑制前列腺素的合成,减弱前列腺素对胃黏膜的保护作用。

　　Shao等在探讨He-Ne激光照射对慢性萎缩性胃炎作用的实验中,对模型组的雄性Wistar大鼠使用2%水杨酸钠与30%乙醇的混合溶液灌胃,并结合不规则禁食以及强迫运动的方法造模。诱导8周后将大鼠麻醉后开腹取胃黏膜组织,病理检查可见模型组大鼠的胃黏膜厚度小于正常组,有大量炎性细胞浸润等特点,结果成功建造PLGC模型。

小结

　　PLGC是多因素综合作用所导致的,而胃黏膜的慢性长期刺激及损伤是形成PLGC的重要条件,因此使用单药来复制PLGC实验动物模型必然需要较长时间。虽然,许多研究者不断改进方法,如将MNNG溶于热的酒精溶液等,力求使造模时间缩短,但一般仍需几个月至一年的时间。所以,目前多数研究者采用复合造模法,以复制出更理想的PLGC实验动物模型。

二、复合造模法

1. 氨水+脱氧胆酸钠

　　这一方法将两种碱性物质联合使用,模拟碱性肠液及胆汁反流对胃黏膜的损害,目前使用较广泛且成功率较高,使用的药物浓度也较一致,多为0.1%氨水和20 mmol/L的脱氧胆酸,但仍存在造模时间较长的缺点。

　　有研究者使用20 mmol/L的脱氧胆酸钠及60%乙醇,剂量6 mL/kg,对SD大鼠进行每日灌胃,其中每周二、周五空腹灌胃;并同时使它们自由饮用0.1%氨水,结果26周时各组大鼠胃黏膜已出现不同程度的萎缩。Liu等使用0.1%氨水、60%的酒精和20 mmol/L的脱氧胆酸24周时也同样成功造模。

2. 脱氧胆酸钠+水杨酸钠

该方法模拟胆汁反流及非甾体抗炎药对胃黏膜的破坏作用来诱发 PLGC 实验动物模型。

Wang 等在实验模型组用2%水杨酸钠,20 mmol/L 的脱氧胆酸钠复制 PLGC 实验动物模型,在光学显微镜下观察大鼠胃黏膜病理改变,以确认造模成功。龚占悦等采用如下方法造模:用2%水杨酸溶液及 150 g/L、55℃热盐水 10 mL/(kg·d)灌胃,20 mmol/L 脱氧胆酸钠溶液自由饮用,配以饥饱失常处理(2 天饱食,1 天禁食)。造模 2 个月后,病理观察可见黏膜腺体有不同程度的萎缩或消失,多数腺体结构排列紊乱等,表明造模成功。

3. MNNG+雷尼替丁

雷尼替丁是一种质子泵抑制剂,长期服用也会导致胃黏膜的萎缩等病变。另外,有研究表明在低酸环境下更易诱发 PLGC 的病理改变。

沈洪等用雷尼替丁胶囊按每只 0.03 g/kg 给雄性 Wistar 大鼠灌胃 20 周,并结合 50 μg/ mL MNNG 液给大鼠自由饮用,配合饥饱失常(2 天喂食,保证足量,1 天停食)可复制出 PLGC 实验动物模型。表现为固有腺体显著减少,代之以充满黏液的化生腺体,多数腺体结构排列紊乱见核分裂象,核大深染,核浆比例失调而呈现有不同程度的异型性。

4. 氨水+水杨酸钠或吲哚美辛+去氧胆酸钠

该方法模拟碱性肠液、非甾体抗炎药及胆汁反流对胃黏膜的刺激作用来诱发 PLGC 实验动物模型。

舒劲等采用 30%乙醇、2%水杨酸钠混合液与 10 mmol/L 去氧胆酸钠灌胃,0.05%氨水日常饮用,结合饥饱失常的综合方法来造模。连续造模 60 天,于 30 天、60 天时随机处死大鼠,检查提示动物模型复制成功。冯秀雪等在探讨建造慢性萎缩性胃炎动物模型对肝脏的影响的研究中,前 10 周用2%水杨酸钠和 30%乙醇混合溶液灌胃,后 12 周用 20 mmol/L 去氧胆酸钠溶液灌胃,按 1 mL/100 g 的标准灌胃,1 次/天。并使健康 Wistar 大鼠自由饮用 0.1%氨水,结果模型组大鼠一般情况较差,出现胃窦腺体萎缩明显,黏膜层变薄等病理改变,确认造模成功,且两组肝脏病理均无明显异常。

王常松等使用综合法造模,即每周用 600 mL/L 乙醇空腹灌胃 2 次,每次 8 mL/kg;20 mmol/L 去氧胆酸钠灌胃,1 次/天,每次 8mL/kg;大鼠日常自由饮用 0.05%~0.1%氨水;0.05%吲哚美辛灌胃,1 次/天,每次 8 mL/kg;并结合饥饱失常法。分别在造模 8、12、16 周随机各处死 1 只鼠,观察胃黏膜病变情况,证实造模成功。Si J 等对用不同药物、不同时间建造大鼠慢性萎缩性胃炎模型进行比较,其中使用 0.05%～0.1%氨水、20 mmol/L 去氧胆酸钠、0.05%吲哚美辛及 60%乙醇的造模方法持续 6 个月及 9 个月均成功造模,且 6 个月及 9 个月所造模型病理改变无明显差别。

小结

(1)理想的 PLGC 动物模型应该与其模拟的人类 PLGC 在分子、组织学以及生物学特性等方面有许多共同性,对于 PLGC 发生发展及治疗等方面的深入研究有着极为重要的意义。虽然复合造模法模拟了多种损伤胃黏膜的理化因素,在一定程度上优于单药造模法,但仍存在病理阶段不好控制等缺点,如肠上皮化生发生率低且病变易进展成胃癌等,并且实验周期还有待进一步缩短。

(2)以上复合造模法还经常与 MNNG 法合用,以缩短造模时间与提高造模成功率。然而复合造模法多种多样,研究者多根据自己的经验选择。如能根据研究制定出公认的造模方法,将为 PLGC 的研究提供更加科学、规范的实验基础条件。

第四节　中医病证结合造模法

中医药学侧重于从宏观整体上认识人体的生命现象和疾病状态,主张提高和调整人体各方面的自身平衡,从而保持健康和治疗疾病。"证"是中医诊治疾病的核心,证候研究是中医基础研究的关键问题。病证结合是中西医两种医学体系交叉融合的切入点,建立病证结合动物模型是中西医结合医学取得突破性进展的关键。证病结合模型依据辨证和辨病相结合的特点,在同一个体上同时复制疾病和证候,这类以病统证、病证合参的动物模型是比较理想的动物模型。

目前 PLGC 实验动物模型中,中医证候模型均在 PLGC 造模成功的基础上制备,如脾虚证模型多采用耗气破气加饥饱失常法;肝郁证模型多采用夹尾及肾上腺素注射法;肾虚证模型多使用甲硫氧嘧啶溶液饮用法。造模周期不等,但均耗时较长。如此便既有 PLGC 胃黏膜的明显改变,也符合相应证、病和证病结合模型。

陆为民等探讨 PLGC 气虚血瘀证动物模型的研制方法,并取得成功。方法如下:将 25 只雄性 Wistar 大鼠随机分为正常组与造模组,造模组采用 MNNG 溶液自由饮用,雷尼替丁灌胃及饥饱失常的综合方法造模 20 周,观察 2 组大鼠全身状况、血液红细胞免疫功能、LPO、SOD、GSH-Px、TXB2、6 - keto-PGF1α、TXB2/ 6-keto-PGF1α 及胃黏膜病理等变化。实验结果显示造模成功,而这些指标均间接反映了大鼠气虚血瘀证的存在。

病证结合动物模型由于融合了中医证候模型和现代医学病理学模型两方面共同

的因素和特点,使模型动物同时具有西医疾病和中医证候特征。制作模型时,应从疾病、病因、病机、证候等角度出发,多因素复合制作病证结合动物模型或对西医疾病模型进行辨证以建立病证结合模型。建立基于临床成熟和规范的辨证标准的中医证候动物模型评价体系将有助于中医药逆转 PLGC 的药理机制研究以及疗效的评价,有利于更全面、客观地认识中医药的科学内涵,对于探讨疾病病理生理变化与中医证候特征之间的关系,更是显示出较大的优势。

　　然而,应用病证结合原则建立中医证候动物模型的研究还处于初级阶段,"病证结合"动物模型还存在需要探讨的问题,如生物意义上相同指标的转换问题等。成熟的模型建立需要一个不断探索、完善的过程,并要经过实践检验,才能真正地为中医药研究和临床应用提供可靠的实验依据。我们要实现中医现代化和在深层次上进行中西医结合,就要把中医药学和生命科学中最先进和现代化的分子生物学有机地结合起来,应用分子生物学和生物信息系统理论来为中医药学提供客观科学的理论依据。

参考文献

1. Oda T, Murakami K, Nishizono A, Kodama M, et al. Long-term Helicobacter pylori infection in Japanese monkeys induces atrophic gastritis and accumulation of mutations in the p53 tumor suppressor gene. Helicobacter,2002, 7: 143 - 151.

2. Hagiwara T, Mukaisho K, Nakayama T, et al. Long-term proton pump inhibitor administration worsens atrophic corpus gastritis and promotes adenocarcinoma development in Mongolian gerbils infected with Helicobacter pylori. Gut, 2011, 60: 624 - 630.

3. Peraino C, Staffeldt EF, Carnes BA, et al. Characterization of histochemically detectable altered hepatocyte foci and their relationship to hepatic tumorigenesis in rats treated once with diethylnitrosamine or benzo(a)pyrene within one day after birth. Cancer Res, 1984, 44: 3340 - 3347.

4. Mitaka T, Tsukada H. Sexual difference in the histochemical characteristics of "altered cell foci" in the liver of aged Fischer 344 rats. Jpn J Cancer Res, 1987, 78: 785 - 790.

5. 朱萱萱,史淋峰,吴旭彤,等. 实验性慢性萎缩性胃炎脾气虚证模型的建立及不同时期病理形态学的改变. 中华中医药学刊, 2012,(02):231 - 233, 449 - 450.

6. 劳绍贤、陈更新. 胃癌前病变的中医研究. 世界华人消化杂志,2002,(10):1117 - 1120.

7. 张国梁、李艳. 慢性萎缩性胃炎动物模型研究进展. 中国中西医结合消化杂志, 2012,(12):567 - 570.

8. Bergin IL, Sheppard BJ, Fox JG. Helicobacter pylori infection and high dietary salt independently induce atrophic gastritis and intestinal metaplasia in commercially available outbred Mongolian gerbils. Dig Dis Sci,2003, 48: 475 - 485.

9. Jin Z, Hu FL, Wei H, et al. Establishment of Mongolian gerbil model of long-term Helicobacter pylori infection. Zhonghua Yi Xue Za Zhi,2008, 88: 1518 - 1522.

10. 张旭晨,高瑞丰. 胃细胞逆转丸治疗胃癌前期病变的临床与实验研究. 世界华人消化杂志,2002,10(3):1371-1372.

11. 张玉禄,李军祥,朱陵群,等. 三种活血法对大鼠萎缩性胃炎癌前病变早期细胞凋亡不影响。中国中西医结合杂志,2008,(05):448-450

12. 杨鸿,侯家玉. 胆汁反流致慢性萎缩性胃炎的实验研究. 北京中医药大学学报,2001,(05):26-29.

13. 刘卫,房殿春. 甲基硝基亚硝基胍诱导人胃黏膜上皮细胞恶性转化的观察. 第三军医大学学报,1996,18(4):330-333.

14. Sugimura T. Experiment stomach cancer [A]. In : Harris Busch(ed). Method in cancer research(Vol. 7). New York:Academic Press, 1973. 24.

15. Nagahara A, Watanabe S, Miwa H, et al. Reduction of gap junction protein connexin 32 in rat atrophic gastric mucosa as an early event in carcinogenesis. J Gastroenterol, 1996, 31: 491-497.

16. Miwa H, Endo K, Wada R, et al. Cellular proliferation and differentiation in rat atrophic gastric mucosa induced by N′-methyl-N′-nitro-N-nitrosoguanidine. J Clin Gastroenterol, 1997,25 Suppl 1:S116-S121.

17. 袁孝兵. 大鼠胃癌前病变模型的研究进展. 安徽中医学院学报,2004,(05):62-64.

18. 魏玥,杨晋翔,李志钢,等. N-甲基-N′-硝基-N-亚硝基胍胃癌前病变大鼠造模联合因素的探讨. 中国中西医结合消化杂志,2011,(02):111-112.

19. 何晓晖,陈文,陈建章,等. 双蒲散治疗大鼠慢性萎缩性胃炎的实验研究. 上海中医药杂志,2008,(03):66-68.

20. 戴关海,童晔玲,张丽,等. 胃乐煎对慢性萎缩性胃炎模型大鼠作用的实验研究. 中国现代应用药学,2013,30:15-20.

21. 李红平,毛万姬,邹学正. 丹白麦门冬汤对慢性萎缩性胃炎大鼠胃黏膜病理形态学的影响. 陕西中医,2007,(02):243-245.

22. Fan YF, Wu YM, Liu H, et al. Analysis of risk factors associated with precancerous lesion of gastric cancer in patients from eastern china: a comparative study. Journal of Gastroenterology and Hepatology, 2012,27:436.

23. Shao XII, Yang YP, Dai J, et al. Effccts of He-Ne laser irradiation on chronic atrophic gastritis in rats. World J Gastroenterol, 2005,11:3958-3961.

24. 黄妙珍,陈芝芸,严茂祥,等. 补气养阴解毒法对慢性萎缩性胃炎模型大鼠生长抑素和生长激素的影响. 中医杂志,2003,(11):857-859.

25. Liu WL, Chen SJ, Chen Y, et al. Protective effects of heat shock protein70 induced by geranylgeranylacetone in atrophic gastritis in rats. Acta Pharmacol Sin, 2007,28:1001-1006.

26. Wang LJ, Chen SJ, Chen Z, et al. Morphological and pathologic changes of experimental chronic atrophic gastritis(CAG) and the regulating mechanism of protein expression in rats. J Zhejiang Univ Sci B, 2006, 7:634-640.

27. 龚占悦,吴茜茜,刘红静. 益胃消增胶囊对慢性萎缩性胃炎大鼠胃泌素生长抑素的影响. 辽宁中医药大学学报,2008,10:141-143.

28. 沈洪,陆为民,单兆伟,等. 胃舒胶囊治疗大鼠萎缩性胃炎癌前病变的作用机制. 中国中西医结合消化杂志,2001,9(5):272-274.

29. 舒劲,李喜香,任远,等.制萎扶胃浓缩丸对慢性萎缩性胃炎模型大鼠 SOD 活性、MDA 和 NO 含量的影响.中国实验方剂学杂志,2011,(02):160-162.

30. 冯秀雪,令狐恩强.慢性萎缩性胃炎的动物模型研究.军医进修学院学报,2012, (06):668-671.

31. 王常松,王启国,俞洁,等.从虚郁毒瘀立法组方对萎缩性胃炎胃黏膜细胞 COX-2 mRNA 表达的影响.中华中医药学刊,2013,(01):106-108.

32. Si J, Zhou W, Wu J, et al. Establishment of an animal model of chronic atrophic gastritis and a study on the factors inducing atrophy. Chin Med J(Engl), 2001,114:1323-1325.

33. 陆为民,单兆伟,吴静,等.大鼠慢性萎缩性胃炎癌前病变气虚血瘀证动物模型的研制. 南京中医药大学学报(自然科学版),2000,(03):156-158.

34. 陈小野,邹世洁,佟彤,等.大鼠 CAG 证病结合模型胃黏膜病理研究.中医药学刊,2002, (03):292-295.

35. 徐雯洁,李萍,刘卫红,等.证候规范化研究的思路和方法探讨.北京中医药,2010,(05): 343-346.

36. Lu AP, Chen KJ. Integrative medicine in clinical practice:from pattern differentiation in traditional Chinese medicine to disease treatment. Chin J Integr Med, 2009,15:152.

37. 刘平,季光,陈凯先.病证结合与中西医结合医学学科知识理论体系的构建.中国中西医 结合杂志,2010;30:566-570

38. 张慧,杨卫彬,王丽颖,等.证候研究中动物模型的应用新进展.时珍国医国药,2011, (06):1478-1479.

下篇

常见胃癌前疾病的中西医结合诊疗实践

第六章　胃癌前病变的西医诊疗

胃癌前病变(precancerous lesions of gastric cancer, PLGC)是胃癌进展过程中的重要病理学概念,指胃黏膜某些病理学改变较易转变成胃癌。由于 PLGC 本身症状隐匿、特异性低,不容易被早期诊断,因此,内镜诊断,已成为 PLGC 早期诊断的重要手段。

现代医学认为 PLGC 的发病与患者家族史、不良生活习惯、幽门螺杆菌(H. pylori, Hp)感染、相关药物使用不当以及人体免疫功能下降等因素密切相关。作为胃癌进展中的重要病理学概念,PLGC 的早期治疗已成为降低胃癌发生率和病死率的有效方法,其中,消除病因、根除 Hp 则尤为重要。在细菌根除的基础上,还可采用抑制胃酸、保护胃黏膜、促进胃肠动力、改善胃黏膜微循环等治疗方法,从而巩固胃黏膜屏障功能,促进上皮生长,逆转 PLGC 的病理改变,减轻或消除患者的临床症状。

本章主要介绍 PLGC 的西医诊断方式与治疗方法,这对 PLGC 的早期诊断及临床治疗起着重要作用。

第一节　胃癌前病变的诊断

一、疾病诊断

西医学对胃癌前病变(PLGC)的诊断标准可参照《中国慢性胃炎共识意见》(中华医学会消化病学分会,中国慢性胃炎共识意见研讨会,2012,上海)。

临床上常见症状包括上腹疼痛不适、腹胀早饱、食欲下降,或伴反酸、胃灼热等。症状缺乏特异性,目前临床诊断主要依赖内镜检查,确诊需经活检病理组织学证实。

二、内镜与病理诊断

1. 黏膜改变

慢性胃炎的内镜诊断系指内镜下肉眼或特殊成像方法所见的黏膜炎性变化,需与病理检查结果结合再做出最终判断。

萎缩:黏膜红白相间,以白相为主,皱襞变平甚至消失,部分黏膜血管显露,可伴有黏膜颗粒或结节状等表现。

肠上皮化生:根据肉眼形态学特征将肠上皮化生分为四类:① 单发或多发的2~3 mm 大小淡黄色结节,略呈扁平状突出于胃黏膜,表面呈绒毛状或细颗粒状,称为淡黄色结节型;② 孤立或多发的细小结节,瓷白色半透明状,表面光滑,柔软,镜下反光较正常胃黏膜强,称为瓷白色小结节型;③ 胃小区呈条状扩大,排列呈鱼鳞状,一般呈条片状或弥漫性分布,称为鱼鳞型;④ 黏膜弥漫不规则颗粒状不平,略呈灰白色,称为弥漫型。

异型增生:异型增生病变在放大内镜下有以下三种直接征象:① 轻度凹陷伴细微结构消失或呈不规则的细微小凹,病变较大时在普通内镜下形似糜烂;② 轻度隆起伴细微结构消失或呈不规则的细微小凹,病变较大时在普通内镜下形似息肉或结节样的轻度隆起;③ 平坦而细微结构消失或粗糙紊乱,这种表现在普通内镜下难以识别。间接征象:中重度肠上皮化生的 D、E 型黏膜呈现在病变周围。此外,发生异型增生的组织经 0.5%亚甲蓝染色后常不着色或着色浅淡。

2. 丰富的内镜诊断手段

随着医学科技的不断发展,内镜诊断所使用的手段不断更新且丰富,包含了"色素内镜"又称"染色内镜""窄带成像技术(NBI)""荧光内镜""共聚焦内镜(CLE)""超声内镜"等。

色素内镜是用特殊染色剂喷洒于病变或可疑病变处,结合放大电子内镜,观察黏膜的隐窝、腺管开口的形态、黏膜下血管的分布,从而指导活检提高胃癌前病变的检出率。常用于诊断胃部疾患的染色剂有靛胭脂、亚甲蓝和刚果红、醋酸。色素内镜有助于确定肠上皮化生和不典型增生;发生肠化、异型增生及早癌的胃黏膜,吸收亚甲蓝后染为蓝色,DNA 的含量越高染色就越深。荧光内镜是近年来的新型内镜技术,利用激光诱导组织自体荧光等来判断组织性质。但有研究表明其与色素内镜技术相比无明显优势。

NBI 与放大内镜同时使用可提高 PLGC 的检出率。NBI 下黏膜的形态与毛细血管图像更加清晰,能够更有利于引导活检取材,从而提高 PLGC 的诊断率。有研究显示 NBI 下显示淡蓝色嵴样结构对肠上皮化生有一定的诊断价值,阳性率为

80%～100%。CLE 技术使得在胃镜检查时可进行表层下细胞及亚细胞水平的组织学诊断,从而指导活检诊断疾病。国内的一项研究显示,CLE 诊断的敏感性为88.9%,特异性为 99.3%,阳性率 99.5%,较之普通白光显微镜有显著差异。虽然昂贵,但对癌前病变的诊断有较高特异性。

超声内镜是将超声探头和内镜有机地结合起来的一种新型内镜成像技术,在内镜检查的同时对异常病变进行实时超声扫描,来获得胃壁各层、周围脏器、淋巴结等的超声图像。超声内镜为 PLGC 的确诊及选择最佳的治疗方式提供依据。超声内镜在预测早期胃癌浸润深度上被证明是一种可靠的方法。超声内镜能弥补普通胃镜不能观察黏膜下层的缺点,其最大的优势在于对胃黏膜病变进行术前分期,准确的分期有助于做出合理的临床决策并预测疾病的预后。

3. 病理诊断

病理学检查是确诊 PLGC 的主要手段和最终标准。因此,应按照《中国慢性胃炎共识意见》进行常规活检,提高胃癌前病变检出率,同时,对于经胃镜观察怀疑有肠上皮化生和异型增生的部分应重点活检。

(1)肠上皮化生:胃黏膜肠上皮化是指胃黏膜上皮及腺上皮在病理情况下转变为肠黏膜上皮及肠腺上皮。肠上皮化生表面上皮或/和腺体占黏膜 1/3 以下的为轻度、1/3～2/3 的为中度,2/3 以上的为重度。

(2)异型增生:国际胃癌研究组将细胞的不典型性、组织结构的紊乱和细胞分化异常三项指标作为诊断标准,采用三级分类,即轻度、中度、重度。

轻度:腺管轻度增多,形状稍不规则,核杆状,略增大、深染,部分由基底上移,出现假复层;分泌空泡略减少。

中度:腺管结构紊乱较明显,大小形状不规则、密集、分支状;核增大、粗杆状、深染、密集呈假复层,排列较乱,参差不齐,核分裂象增多,但主要见于基底部;分泌明显减少或消失。

重度:腺管密集,大小形状、排列甚不规则,紊乱,甚至背靠背、共壁;核增大,变椭圆或圆形,染色质增多,核浆比值增大,核密集且多达细胞顶部,假复层明显,排列紊乱,顶部亦见核分裂象;分泌消失。

第二节　胃癌前病变的相关检查

一、血清胃蛋白酶原定量检测

胃蛋白酶原(PG)的变化反映胃黏膜功能。胃蛋白酶的前体,人体内表达两种同工酶:PGⅠ和PGⅡ,文献推荐以PGⅠ≤70 ng/mL和PGⅠ/PGⅡ≤3定义为阳性,预测萎缩性胃炎的敏感性93%,特异性88%,可作为PLGC的生物标志物。对于慢性萎缩性胃炎以及PLGC等胃癌高危人群,进一步行胃镜检查,有助于提高PLGC的诊出率。

二、免疫组化及基因诊断

用免疫组织化学技术检测细胞核DNA的含量、非整倍体的定量分析,利用DNA非整倍体型作为早期胃癌的标志,并可测知癌前病变不典型增生程度。但如果要真正做到PLGC的早期诊断,必须从PLGC发展早期阶段的基因水平的变化入手。相关癌基因变异的检测,如ras、c-myc、bcl-2、c-met等;抑癌基因,如p16、p53、PTEN;促进细胞凋亡基因,如bax、caspase-3等;以及某些抑制细胞凋亡基因,如survivin、cyclinD1等。上述这些基因均参与PLGC的发病,但仍需进一步研究。

第三节 胃癌前病变的西医一般治疗

一、消除病因

主要包括改善不良的生活习惯和饮食习惯,避免长期使用非甾体抗炎药物,以及及时治疗能够诱发PLGC的其他疾病。如戒烟限酒,饮食规律,忌食生冷煎炸炙烤肥甘厚腻食物,忌食腌制食品,多食新鲜蔬菜瓜果、牛奶等富含维生素和优质蛋白的食物,调节情志并适当锻炼身体等等。针对致病菌幽门螺杆菌(*Helicobacter pylori*,Hp),还应充分考虑患者既往抗菌药物使用史、药物潜在不良反应史以及年龄和伴随疾病,制定个休化的根除Hp方案。

二、抑制胃酸和保护胃黏膜

1. 抑制胃酸

抑制胃酸药包括抗酸药、H_2受体拮抗剂和质子泵抑制剂(PPI)。抗酸药如铝碳酸镁片、复方铝酸铋片等,其作用为中和胃酸、提高胃内pH值,减轻胃酸对胃黏膜的损伤,并能缓解灼热、反酸等症状,有效但作用时间较短。

H_2受体拮抗剂如雷尼替丁片、法莫替丁片等,其作用为抑制组胺与H_2受体结合,阻断组胺激活cAMP环化酶的过程,从而抑制胃酸分泌,较之抗酸药抑酸能力更强。

PPI剂如奥美拉唑、雷贝拉唑等,其作用为通过二硫键与质子泵的疏键不可逆结合,降低相关酶的活性,使质子泵的抑酸功能受到抑制,从而抑制胃酸分泌,其抑制胃酸分泌作用强力且持久。

2. 胃黏膜保护

胃黏膜保护剂包括前列腺素(prostaglandin, PG)及其衍生物、铝剂、胶体铋剂及其他新型胃黏膜保护剂(如替普瑞酮、膜固思达等)。PG及其衍生物(包括米索前列醇片等),能够通过有效刺激胃黏液和HCO_3^-的分泌、降低胃壁细胞环磷酸腺苷水平、增加胃黏膜血流量等方式对胃黏膜起到保护作用。

胶体铋剂如枸橼酸铋钾片和胶体果胶铋等,其作用是在胃内低pH条件下,于溃疡基底部和肉芽组织形成坚固的保护性薄膜,从而将胃蛋白酶、胃酸、食物等对胃黏膜的侵蚀作用隔绝,并通过使胃蛋白酶失活,改变胃液成分,促进前列腺素等释放,从而发挥促溃疡愈合的作用。

替普瑞酮为一种菇类物质,能促进胃黏膜微粒体中糖脂质中间体的生物合成,进而加速胃黏膜及胃黏液层中主要的黏膜修复因子即高分子糖蛋白的合成,提高黏液中的磷脂质浓度,从而提高黏膜的防御功能。进而达到改善胃黏膜血流,促进胃黏膜损伤愈合的作用。

瑞巴派特片成分为瑞巴派特,具有促进胃黏膜细胞再生、增加胃黏液分泌、增加胃黏膜前列腺素E2的合成、增加胃黏膜血流量、清除氧自由基等功效,从而达到保护黏膜及修复损伤胃黏膜的作用。

三、促胃肠动力

促胃肠动力药主要包括盐酸伊托必利、莫沙比利和多潘立酮等。盐酸伊托必利主要通过抑制多巴胺D_2-受体及乙酰胆碱酯酶活性,提高体内乙酰胆碱浓度,从而提高食管下段括约肌张力、促进胃肠蠕动、加速胃排空。

莫沙比利同样能够通过升高体内乙酰胆碱浓度发挥作用。

多潘立酮(吗丁啉)为多巴胺受体拮抗剂,可通过直接阻断多巴胺D_2-受体促进胃肠蠕动,从而发挥促胃肠动力作用。但由于其促进乳汁分泌、心血管等副作用而被限制使用。

四、使用维生素类药物

临床上治疗PLGC的主要维生素药物制剂包括叶酸、维酶素和β-胡萝卜素等。叶酸又称为维生素B_9,是一种水溶性B族维生素,它在DNA合成中起重要作用,能够抑制端粒酶活性,从而逆转PLGC,阻断胃癌的发生。研究表明,缺乏叶酸可能使得DNA低甲基化,导致相关基因表达异常,这可能是叶酸干预PLGC的分子机制。

维酶素为 20 世纪我国研制的治疗萎缩性胃炎等消化系统疾病的新药,是一种含有以维生素 B_2 和维生素 E 为主的 12 种维生素、多种氨基酸以及人体所需微量元素的复方制剂,经研究证实,维酶素可有效逆转萎缩性胃炎,起到防治胃癌的作用。

β-胡萝卜素治疗 PLGC 的机制可能与其抗氧化、清除自由基、提高细胞毒淋巴细胞功能、提高免疫监护功能、活化细胞间隙连接交通以及维持细胞分化的正常状态有关。朱元喜等报道 β-胡萝卜素治疗 PLGC 可有效改善临床症状,并可抑制和逆转腺体萎缩、肠上皮化生和上皮内瘤变。陈淑萍以 β-胡萝卜素治疗患者 93 例,对照组 93 例给予硫糖铝片,两组疗程均为 6 个月,治疗组总有效率 67.0%。

五、随访及手术治疗

一般来说 PLGC 不建议实施手术治疗,但应根据患者自身的情况实行定期随访。活检有中—重度萎缩并伴有 IM 的 PLGC 者,应 1 年左右随访一次;伴有低级别 IN 并证明此标本并非来于癌旁者,根据内镜和临床情况缩短至每 6 个月左右随访一次;而高级别 IN 需立即确认,证实后行内镜下治疗。手术主要施行内镜下黏膜切除术(EMR)或内镜下黏膜剥离术(ESD)等。

1. EMR

1984 年日本学者多田正弘等首次报道了用 EMR 治疗早期胃癌。EMR 是于消化内镜下对病变黏膜进行切除,以达到治疗目的。主要有透明帽法、橡皮圈套扎法、双管道内镜法、剥离活检法、黏膜分片切除法等方法。EMR 适合切除较小的平坦型病变。据日本 2004 年编写的 EMR 治疗标准,EMR 适应证为:病变局限于黏膜层,病变部位直径小于 2 cm,病变局部不合并溃疡。EMR 易于操作,并且所需手术时间短,在治疗 PLGC 中发挥了重要作用。但对于直径大于 2 cm 的病变,由于 EMR 本身的限制需要分片切除,导致切除不完全,不能提供精准的病理评估;并且易发生病变的残留,导致病变局部复发。最近的 1 项报道显示 EMR 术后复发率达 2%~35%。

2. ESD

1999 年日本首先报道了对直径大于 2.0 cm 的早癌进行剥离成功,即 ESD 术。ESD 适应证为:① 病变黏膜直径小于 2 cm 的病灶采用 EMR,直径大于 2 cm 的病灶推荐 ESD 治疗;② 年老体弱者、有手术禁忌证或拒绝手术者,可视为相对适应证;③ EMR 术后残留或复发病变。

ESD 的优势:① 能切除较大的病变;② 获得较高的整块切除率,并能提供完整的病理资料;③ 局部复发率低,可解决 EMR 的复发和残留问题。此外,ESD 在老年患者中可行且安全。但手术时间长,穿孔及出血发生率较高。

参考文献

1. 中华医学会消化病学分会.中国慢性胃炎共识意见.2013,18(1):24-36.

2. 张春霞,董杰.胃癌前病变及早期胃癌诊治的进展.世界华人消化杂志,2014,22(10):1365-1372.

3. Mouzyka S, Fedoseeva A. Chromoendoscopy with hematoxylin in the classification of gastric lesions. Gastric Cancer, 2008,11:15-21.

4. Tanaka K, Toyoda H, Kadowaki S, et al. Surface pattern classification by enhanced-magnification endoscopy for identifying early gastric cancers. Gastrointest Endosc, 2008,67:430-437.

5. Kiesslich R, Neurath MF. Magnifying chromoendoscopy for the detection of premalignant gastrointestinal lesions. Best Pract Res Clin Gastroenterol, 2006,20:59-78.

6. Kreĭmer VD, Tiurin VP, Kogan EA, Purundzhan AL. [Efficiency of new NBI technology for endoscopic examination of patients with chronic gastritis]. Klin Med(Mosk), 2008,86:43-47.

7. Bansal A, Ulusarac O, Mathur S, et al. Correlation between narrow band imaging and nonneoplastic gastric pathology: a pilot feasibility trial. Gastrointest Endosc, 2008,67:210-216.

8. Li WB, Zuo XL, Li CQ, et al. Diagnostic value of confocal laser endomicroscopy for gastric superficial cancerous lesions. Gut, 2011,60:299-306.

9. K, Hirasawa T, Ishiyama A, Yamamoto Y, et al. Endoscopic ultrasonography is valuable for identifying early gastric cancers meeting expanded-indication criteria for endoscopic submucosal dissection. Surg Endosc, 2011,25:841-848.

10. 中华医学会消化病学分会幽门螺杆菌学组/全国幽门螺杆菌研究协作组.第四次全国幽门螺杆菌感染处理共识报告.2012,17(10):618-625.

11. Miki K. Gastric cancer screening by combined assay for serum anti-Helicobacter pylori IgG antibody and serum pepsinogen levels—"ABC method". Proc Jpn Acad Ser B Phys Biol Sci, 2011, 87:405-414.

12. Jacob RA, Folate DAN methylation and gene expression: faetors of nature and nurture. AM J Cline NUTR, 2000,72:903-904.

13. 沙静珠,毛洪奎.维酶素.中国药学杂志,1986,21(9):539-540.

14. 中山医科大学协作组.维酶素治疗慢性萎缩性胃炎疗效观察.新医学,1986,17(9):475-476.

15. 朱元喜,郝希山,等.β-胡萝卜素治疗慢性萎缩性胃炎的临床初步研究.临床荟萃,2001,16(9):392-393.

16. 陈淑萍.β-胡萝卜素治疗慢性萎缩性胃炎.中国中西医结合消化杂志,2003,11(2):105.

17. Shin WG, Kim HU, Song HJ, et al. Korean College of Helicobacter and Upper Gastrointestinal Research. Surveillance strategy of atrophic gastritis and intestinal metaplasia in a country with a high prevalence of gastric cance. Dig Dis Sci, 2012, 57(3):746-752.

18. Wang J, Yu JC, Kang WM, et al. Treatments trategy for early gastric cancer. Surg Oncol, 2012, 21: 119-123.

19. Horiki N, Omata F, Uemura M, et al. Risk for local recurrence of early gastric cancer trea-

ted with piecemeal endoscopic mucosal resection during a 10-year follow-up period. Surg Endosc, 2012,26:72 - 78.

20. 姚礼庆,钟芸诗,时强. 早期胃癌行内镜黏膜下剥离术指征及评价. 中国实用外科杂志, 2011,31:656 - 659.

21. Tokioka S, Umegaki E, Murano M, et al. Utility and problems of endoscopic submucosal dissection for early gastric cancer in elderly patients. J Gastroenterol Hepatol, 2012,27(3):63 - 69.

第七章　胃癌前病变的中医诊疗

胃癌前病变属中医学"痞证""胃脘痛"等范畴,是寒热错杂、本虚标实的病症。其病因复杂,多为情志失调、饮食不节、素体脾虚、久病劳倦等;病机关键是脾胃虚弱、痰瘀交阻。临床证型可分为肝胃不和、气滞湿阻、气滞血瘀、胃阴不足、脾胃虚弱(含虚寒)等。清代医家叶天士在《临证指南医案》中以"胃痛久而屡发,必有凝痰聚瘀"阐述其病机。多年的临床和实验研究证实,"痰浊""瘀血"与PLGC发生发展关系密切。

实践表明,中医药对于癌前病变的治疗有明显优势。在胃癌和胃癌前病变的防治方面,中医学侧重从整体上认识人体的生命现象和疾病状态,主张辨证论治,制定个体化的治疗方法,从而缓解患者痛苦和修复疾病状态。除中药治疗外,PLGC的治疗还有非药物疗法,如:针刺、艾灸、埋线以及穴位注射等。目前,临床上魏睦新教授辨病与辨证相结合的中西医联合治疗案例统计显示,对PLGC的早期干预治疗有着显著的疗效。

第一节　中医诊断分型

一、疾病诊断

中医诊断标准:参照《慢性萎缩性胃炎中医诊疗共识意见》(中华中医药学会脾胃病分会,2010,北京)及中华人民共和国中医药行业标准《中医病证诊断疗效标准》(ZY/T001.7—94)。

可见于任何年龄段,以中老年多见,常反复发作,根治难度大。主要症状为胃脘部疼痛、胀满、痞闷等,兼以纳呆、腹胀、嗳气、反酸、胁痛、疲乏、消瘦等症,可参考病史并结合组织学检查结果明确诊断。

二、证候诊断

参照《国家中医药管理局"十一五"重点专科协作组胃脘痛（慢性胃炎）诊疗方案》《慢性萎缩性胃炎中医诊疗共识意见》（中华中医药学会脾胃病分会，2010，北京）及《慢性胃炎中西医结合诊疗共识意见》（中国中西医结合学会消化系统疾病专业委员会，2011，天津）。

1. 肝胃不和证

主要症状：① 胃脘胀痛或痛窜两胁；② 嗳气频繁；③ 嘈杂泛酸；④ 脉弦。

次要症状：① 胃黏膜急性活动性炎症；② 胆汁反流；③ 舌质淡红，苔薄白。

证型确定：具备主症 2 项加次症 1 项，或主症第 1 项加次症 2 项。

2. 气滞湿阻证

主要症状：① 胃脘胀满疼痛；② 泛酸、呃逆；③ 脘腹痞闷，渴不欲饮；④ 四肢倦怠，不思饮食；⑤ 舌质淡红，苔白厚腻。

次要症状：① 胃黏膜急性活动性炎症、伴充血糜烂；② 大便溏薄；③ 脉滑或濡缓。

证型确定：具备主症 2 项加次症 1 项。

3. 气滞血瘀证

主要症状：① 胃脘痛有定处，不喜按或拒按；② 食后痛甚，状如针刺；③ 入夜痛甚；④ 大便隐血阳性或黑便；⑤ 舌质暗红或紫暗，或伴瘀斑。

次要症状：① 胃痛日久不愈；② 胃黏膜充血肿胀，伴瘀斑或出血点；③ 脉缓弦涩。

证型确定：具备主症 2 项，或主症第 1 项加次症 2 项。

4. 胃阴不足证

主要症状：① 胃脘灼热隐痛；② 口干舌燥；③ 嘈杂似饥；④ 五心烦热；⑤ 大便干结；⑥ 舌红少津无苔或剥苔或有裂纹。

次要症状：① 胃黏膜呈颗粒状或血管显露；② 胃黏膜干燥，黏液少或胃酸偏低；③ 黏膜充血水肿或小糜烂；④ 脉细数或弦细。

证型确定：具备主症 2 项加次症 1 项，或主症 1 项加次症 2 项。

5. 脾胃虚弱（含虚寒）证

主要症状：① 胃脘隐痛；② 喜按喜暖；③ 食后脘闷；④ 纳呆少食；⑤ 便溏腹

泻;⑥ 四肢疲乏无力;⑦ 舌质淡红,有齿印,苔薄白或白。

次要症状:① 胃黏膜可见红斑或粗糙不平;② 黏液稀薄而多或呈糊状;③ 胃酸偏低;④ 脉沉细。

证型确定:具备主症 3 项加次症 1 项。或主症 2 项加次症 2 项。

第二节　中医药逆转治疗

目前对于 PLGC 的辨证分型尚未完全统一,在 2010 年发表的《慢性萎缩性胃炎中医诊疗共识意见》中,中华中医药学会脾胃病分会制定了相关的辨证分型标准,即脾胃湿热证、胃络瘀血证、肝胃气滞证、肝胃郁热证、脾胃虚弱证和胃阴不足证等。治疗上分别采用"黄连温胆汤"清热化湿宽中;"丹参饮"合"失笑散"理气活血通络;"柴胡舒肝散"疏肝和胃,理气解郁;"左金丸"合"化肝煎"清化肝热,解郁和胃;"六君子汤"益气健脾和胃;"沙参麦冬汤"养阴益胃和中。临床中依据证型不同及个体差异,配合诸如针灸治疗、精神心理治疗及饮食治疗,或采用中西医结合治疗等治疗方法,可以取得较好的疗效。

一、脾胃虚弱证

脾居于中焦,主运化,乃后天之本,又是气血生化之源,与胃互为表里。若先天禀赋不足、素体虚弱,或后天失于调养(如饮食不节、饥饱失常、劳倦过度、七情内伤、久病虚衰)均会影响脾胃正常的运化功能,从而使气血化生乏源;又因其与胃表里相关,脾失健运则不能升清,气机失常,从而胃失和降,病由是生。主要临床表现为胃脘胀满或隐痛,胃部喜按或喜暖,气短懒言,倦怠无力,食少纳呆,或食后脘闷,大便稀溏等。明代医家张介宾在《景岳全书》中阐述如下:脾主运化且系统连属四肢肌肉,所以脾胃虚弱则不能运化水谷精微,且四肢肌肉不利。治疗时应遵循"脾胃不足之源,乃阳气不足,阴气有余,当从六气不足升降浮沉法,随症治之","胃气虚者,攻之不去,盖因本虚,攻之则胃气益弱,反不能行其药力",以扶正固本为主,切不可盲目祛邪,使正气更虚,正虚则气血运行失去原动力,气血生化失常日久则易于生痰留瘀。郑保平在临床上依据虚寒和气虚的不同,分别采用温运脾胃和补气运脾的方法,遣方分别以香砂六君子汤及异功散为主方加减。祁志娟等针对脾胃虚弱型 PLGC 予以香砂六君子汤加减,药用党参、黄芪、木香、茯苓、白术、砂仁、陈皮、半夏。魏睦新治疗 PLGC 脾胃虚弱证,用香砂六君子汤加减。

二、脾胃湿热证

脾喜燥恶湿,故外感湿热之邪,或嗜食肥甘厚味,其他外感内伤病邪郁而化火,内蕴脾胃。表现有胃脘痞胀或疼痛,或有胃脘灼热,口苦口臭,恶心或呕吐,大便稀溏,小便短黄,或渴不多饮,苔黄腻等。《素问》和《仁斋直指方》中提到"湿热相搏,则怫热痞膈","湿能伤脾",意为湿邪可以损伤脾胃,与热邪互结则能伤脾胃。在治疗方面,《素问》和《仁斋直指方》中又分别提出了"脾恶湿,急食苦以燥之""脾欲缓,急食甘以缓之""治湿之法,通利小便为上,益脾顺气次之",即湿热困脾之时,应当先化(燥)湿或利水渗湿并注意理气健脾,使湿浊热邪不得以蓄积,无法结痰成瘀。祁志娟等治疗脾胃湿热型 PLGC 予以清中汤加减,药用黄连、栀子、木香、陈皮、半夏、茯苓、草豆蔻、白及、三七粉、海螵蛸。张声生等主张以连朴饮合三仁汤加减,治疗 PLGC 湿热内蕴证,疗效显著。

三、肝脾不调证

肝主疏泄,在五行中属木,脾于五行中属土,肝木与脾土本相克。故而肝木不能生发以致受制于脾土则为"土侮木",其时肝气郁结、疏泄不利,脾气亦因此运化失职;相反,肝木生发太过以致制约脾土则为"木乘土",其时肝气横逆犯胃,致使脾胃功能失调。临床表现有胃脘胀满,胁肋胀痛,胸闷不舒,情志抑郁,时有嗳气,或因情绪因素加重上述症状。《素问》中有云:"木郁之发……民病胃脘当心而痛",意为肝气横逆犯胃,使其功能受损,本病始生。临床治疗时宜遵循肝脾间的所胜关系,即"见肝之病,知肝传脾,当先实脾",采用疏肝健脾或抑木扶土的方法,恢复脾胃运化功能,使痰瘀不能蓄积,改善病理变化,恢复生理功能。张文尧等经临床研究认为肝郁脾虚型 PLGC 治疗应以疏肝健脾和胃立法。魏睦新临床研究发现 PLGC 肝胃不和证,以女性多见,方用柴胡疏肝散加减,临床上疗效显著。

四、气滞血瘀证

气血同源,气为血之帅,血又为气之母,生理病理上互相影响。若气滞则血行不畅,血瘀则气机不调。且气滞血瘀日久可成痰,可化火,从而加速不良病理改变。临床表现为胃脘胀满走窜疼痛或胃痛拒按痛有定处,胁肋胀痛或有刺痛,或舌质紫暗伴有瘀斑等。明代《医学正传》中针对本病痰瘀互结的病机做了详细的阐述:"……痰火煎熬,血亦妄行,痰血相杂,妨碍升降,故胃脘疼痛",意为各种病理因素长期积累,郁而化火,迫血妄行,离经之血成瘀并与痰浊互结,使脾胃气机升降失司,导致了疾病发生。治疗上《素问》中予"疏血气","结者散之,坚者消之",即理气活血,祛瘀通络之法,逐步使得气机调畅,血随气行。李佃贵等从浊毒论治,采用口服化浊解毒方治疗,使毒邪祛除,胃络畅通,瘀血不留,疗效明显。魏睦新临床治疗 PLGC 气滞血瘀证,方用失笑散合丹参饮加减,并总结出"化痰消瘀方"随症加减,治疗 268 例,总有效率为 94.78%。

第三节 中西医结合治疗

近年来,PLGC 的中西医结合治疗在临床上取得了较好的疗效。林晔等用三联疗法根除幽门螺杆菌结合胃复春治疗慢性萎缩性胃炎,临床有效率达 91%,胃镜下病理活检总有效率达 88.6%,幽门螺杆菌治疗后根除率达 94.3%。江瑞等以雷贝拉唑、克拉霉素、甲硝唑三联疗法进行 Hp 根除同时以黄芪、丹参、党参、半夏、茯苓等为基础方进行中医辨证治疗,总有效率达 91%,Hp 根治率也达到 96%。钟明等也进行了西药根治 Hp,结合中成药胃复春以及单纯胃复春组治疗 CAG 的疗效对比观察,结果显示中西医联合治疗组明显优于单纯中成药组。宋顺福等以西药抗 Hp 联合半夏泻心汤对比单纯西药抗 Hp 治疗 CAG,结果显示在清除 Hp 方面两组无明显差异,但中西药结合治疗组的总有效率远优于单纯西药抗 Hp 组。另外有学者以西药对症结合中医辨证治疗,亦取得较好的效果,李泉晶以自拟方怡胃汤(黄芪、白术、丹参、茯苓、党参、赤芍、鸡内金、白芍、木香、生蒲黄、枳壳、甘草)联合果胶铋治疗,对比单纯果胶铋治疗治疗 CAG,结果同样显示中西药结合组疗效优于单纯西药组。刘晓芳等将对照组设为口服西沙必利(普瑞博思)与果胶铋,治疗组则在对照组的治疗方案基础上,加用口服中成药和胃降逆胶囊(朱砂、橡木、赭石、蒲公英等),结果表明治疗组总有效率为 95%,对照组总有效率为 85%,治疗组疗效明显优于对照组。王文文等用中药(基本方:黄芪 30 g、党参 30 g、茯苓 30 g、炒白芍 20 g、川芎 6 g、当归 10 g、莪术 10 g、丹参 15 g)随症加减,配合叶酸片(10 mg,3 次/d)治疗 36 例患者,总有效率 85.59%。

魏睦新教授辨病与辨证相结合治疗经验:肝胃不和证:采用自拟"化痰消瘀方"合柴胡疏肝散加减(莪术、丹参、陈皮、半夏、薏仁、柴胡、白芍、枳壳、香附、佛手、苏梗、玄胡、甘草等);脾胃虚弱证:采用化痰消瘀方合香砂六君子汤合黄芪建中汤加减(莪术、丹参、陈皮、半夏、薏仁、党参、白术、木香、砂仁、黄芪、白芍、生姜、甘草等);气滞湿阻证:采用化痰消瘀方合平胃散加减(莪术、丹参、陈皮、半夏、薏仁、厚朴、苍术、豆蔻、甘草等);胃阴不足证:采用化痰消瘀方合一贯煎合芍药甘草汤加减(莪术、丹参、陈皮、半夏、薏苡仁、北沙参、麦冬、生地、金铃子、八月札、白芍、甘草等);气滞血瘀证:采用化痰消瘀方合失笑散加减(莪术、丹参、陈皮、半夏、薏仁、五灵脂、蒲黄、檀香、砂仁、玄胡、郁金、枳壳等)。

对于 Hp,实验室检查结果阳性患者,初次杀菌采用含阿莫西林、左氧氟沙星四联疗法首先根除 Hp;多次杀菌失败者,采用含阿莫西林、呋喃唑酮的四联疗法根除 Hp。对于伴有明显烧心或嘈杂症状的患者,并且排除食管炎、胃溃疡和十二指肠溃疡,治疗中选择性短期低剂量使用质子泵抑制剂(PPI剂)以及联合运用西药胃黏膜保护剂与中药汤剂治疗。以中医药辨证论治为主体,现代医学胃黏膜保护和抗幽门螺杆菌相结合治疗,显著提高逆转比例,6个月的PLGC逆转率达63%,总有效率达90%以上。

第四节　非药物疗法

治疗PLGC的非药物疗法目前主要集中为:针刺、艾灸、埋线以及穴位注射,也有部分物理疗法结合药物治疗,均有明显疗效。谷巍等认为治疗该病应以益气活血化瘀为主要治法,针灸取穴关元、气海、血海、足三里、膈俞,并设立西药治疗组(口服奥美拉唑、阿莫西林等药物),以病理学结论以及内镜下黏膜改变为观察指标,结果表明针灸治疗由于单纯西药治疗组。何斌认为针灸治疗PLGC在临床症状方面改善明显,胃镜及病理检查表明针灸治疗后腺体萎缩及肠上皮化生有不同程度的改善,针灸具有清除幽门螺杆菌、保护胃黏膜、抑制腺体萎缩与增生,影响胃黏膜内分泌细胞、胃肠激素的分泌,改善胃黏膜血流量,调节免疫等作用。孙玉霞提出以PLGC多属本虚标实之证,以脾胃虚弱为主要病机,以瘀血阻络为病理关键。因此,治疗以健胃益气温中,活血化瘀通络为大法。取用胃俞、中脘、内关、曲泽、足三里等进行治疗。临床观察证明,针灸治疗PLGC具有消除胃黏膜炎症,增强胃黏膜保护功能,调节胃肠激素的分泌,改善胃黏膜血流量以及调节免疫等作用。李彦等以耳针(主要取耳穴:交感、神门、胃、脾、肝、皮质下),取得良好疗效。柴一峰等用温针灸加穴位埋线治疗40例患者,取中脘、天枢、足三里穴,将羊肠线埋植在穴位的肌层或皮下组织内,约20~30日埋线1次,治疗组总有效率达92.5%。

李虹以多种中医外治法综合治疗CAG。治疗组:① 针灸疗法:体针:取内关、足三里、中脘为主穴,胃俞、肝俞、脾俞、太冲为配穴。耳针:取胃、脾、交感、内分泌、皮质下、神门穴。穴位注射:取双足三里穴,用黄芪注射液每穴2 mL,穴位注射,隔日1次。灸法:以中脘、足三里、胃俞、脾俞为主穴,加减:腹中冷痛加灸神阙;恶心、呕吐加灸上脘;腹泻加灸天枢。每次20 min。拔罐法:对属虚寒型胃炎者,针灸后在中脘、神阙穴处拔罐。② 推拿疗法:腹部按摩:用摩法以神阙穴为中心,顺时针环形按摩。足部按摩:取足底反射区胃、脾、肝、脑垂体、腹腔神经丛、胸部淋巴结、下身淋巴结为主要按摩区域。③ 外敷法:寒凝瘀血阻络型胃炎者,取干姜、细辛、甘松、乳香、没药、花椒适量,研成细粉,生姜汁或醋调,蒸热后贴敷神阙穴;肝胃郁热型胃炎者,取大黄、玄明粉、栀子、香附、郁金、滑石、甘草、黄芩,共为细末,醋调敷于神阙穴。④ 刮痧疗法:取胃俞、脾俞、命门、足三里、中脘、天枢、气海穴。⑤ 腹部透热疗法:以超短波或红外线在上腹部理疗,或行腹部电疗法,每次 20 min。⑥ 体育疗法:以习练太极拳、内养功、中速行走为妥。以上疗法中医师根据患者病情任选两种或两种以上,可交替运用。对照组为维酶素片。经 2 个疗程治疗后,治疗组 68 例中,总有效率为 95.6%;对照组组 50 例中,总有效率为 68.0%。两组总有效率比较,有显著性差异($P<0.05$)。

参考文献

1. 中华中医药学会脾胃病分会.慢性萎缩性胃炎中医诊疗共识意见.中医杂志,2010,51(8):749-753.

2. 中国中西医结合学会消化系统疾病专业委员会.慢性胃炎中西医结合诊疗共识意见.中国中西医结合杂志,2012,32(6):738-743.

3. 郑保平.慢性萎缩性胃炎及其癌前病变的病机和证治探讨.江苏中医药,2010,42(1):8-9.

4. 祁志娟,董宇翔.辨证治疗慢性萎缩性胃炎 32 例临床观察.吉林中医药,2010,30(11):965-966.

5. 陈庆,魏睦新.魏睦新教授辨证与辨病结合治疗萎缩性胃炎经验撷要.辽宁中医药大学学报,2013,15(3):97-99.

6. 冷秀梅,郭亚云,魏睦新.化痰消瘀方逆转胃癌前病变的临床疗效观察.中国中西医结合消化杂志,2013,21(10):505-508.

7. 张声生.中医治疗慢性萎缩性胃炎及胃癌前病变的思路.江苏中医药,2007,39(8):3-4.

8. 张文尧,徐辉,顾鹤定.中医药对慢性萎缩性胃炎伴胃黏膜不典型增生患者的临床及实验研究.中医杂志,1998,39(8):481-483.

9. 李佃贵,李海滨,裴林,等.慢性萎缩性胃炎从浊毒论治.四川中医,2004,22(1):17-18.

10. 林晔,曹德清,岳荣峰.三联疗法根除幽门螺杆菌结合胃复春治疗慢性萎缩性胃炎的疗效观察.赣南医学报,2010,3(01):48-49.

11. 江瑞,陈静,曹泽伟.中西医结合治疗慢性萎缩性胃炎伴幽门螺杆菌感染 46 例.现代中西医结合杂志,2010,19(4):471-472.

12. 钟明.幽门螺杆菌根治术结合胃复春治疗慢性萎缩性胃炎体会.海南医学,2008,19(10):89-90.

13. 宋顺福.半夏泻心汤联合三联疗法治疗慢性萎缩性胃炎的临床观察.中外健康文摘:临床医药版,2008,5(2):87.

14. 李泉晶.中西医结合治疗慢性萎缩性胃炎 40 例.新中医,2008,40(4):81.

15. 刘晓芳,全成,贾浩.中西医结合治疗萎缩性胃炎 40 例.陕西中医,2008,29(1):63-64.

16. 王文文,王光利.叶酸片联合中药治疗萎缩性胃炎 36 例.中医药信息,2001,06:35.

17. 郭亚云,冷秀梅,魏睦新.化痰消瘀方用于胃癌前病变的疗效观察.现代中西医结合杂志,2013,22(33):3663-3665.

18. 谷巍,胡起超. 针灸治疗慢性萎缩性胃炎疗效对比观察. 中国针灸,2009,29(5):361－364.

19. 何斌. 针灸治疗慢性萎缩性胃炎的临床与实验研究进展. 针灸临床杂志,2003,19(3):45－46.

20. 孙玉霞. 针灸治疗慢性萎缩性胃炎 30 例. 陕西中医,2005,26(9):955－956.

21. 李彦. 耳针配合中药治疗慢性萎缩性胃炎 78 例临床观察. 中国中医药信息杂志,1999,6(8):50.

22. 柴一峰,蒋湘萍. 温针灸加穴位埋线治疗萎缩性胃炎临床研究. 针灸临床杂志,2011,27(1):20－22.

23. 李虹. 中医外治法治疗慢性萎缩性胃炎 68 例. 浙江中医杂志,2010,45(8):579.

第八章　慢性萎缩性胃炎与胃癌前病变

慢性萎缩性胃炎(chronic atrophic gastritis，CAG)常表现为上腹部隐痛、胀满、嗳气，食欲不振，或消瘦、贫血等，无特异性，是一种多致病因素性疾病及癌前疾病。CAG属中医学"胃脘痛""胃痞""痞胀"等范围，虽经长期的研究，本病的病因、诊断和治疗仍未完全阐明。1957年纤维胃镜问世后，CAG的诊断和病理组织学研究取得了长足的进步，CAG的检出率约占胃镜受检病例的14.2%。1978年WHO将CAG列为胃癌的癌前状态，在其基础上伴发的不完全型肠上皮化生和(或)中、重度异型增生则被视为癌前病变，CAG伴肠上皮化生和异型增生的癌变率约为54%。积极治疗CAG是阻断其向胃癌发展以减少胃癌发生率的有效手段。CAG伴肠上皮化生和异型增生的诊治一直是医学界的研究热点，现代医学尚缺乏理想的治疗方法。近年来中医界对CAG的诊断辨证、治则方药、基础实验等方面也进行广泛而卓有成效的研究。

第一节　病因及病理

幽门螺杆菌(*Helicobacter pylori*，Hp)已被证明是慢性胃炎和消化性溃疡的主要致病因素，并且是胃癌与胃淋巴瘤的诱发因素之一，对于每个病例，清除Hp感染有助于治愈疾病。流行病学调查提示Hp的存在可使发生胃癌的危险性最高增加6倍。然而，大多数幽门螺杆菌感染个体并未发展为胃癌，这就表明大部分的多灶性CAG患者，必然有其他因素在起作用。这些因素决定哪些患者会无症状、哪些患者会发展成以胃窦为主的胃炎和十二指肠溃疡、哪些患者会发展为多灶性CAG，也会对后者发展为胃溃疡还是胃癌造成影响，宿主、环境、细菌的因素都可能参与其中,但其具体机制尚未明了。在 Hp 感染者中,宿主的基因表型在胃癌的发生发展中起一定的作用,例如人类白细胞抗原(human leukocyte antigen, HLA)——DQAl 基因的 DQAl－0102 等位基因缺失,可能会增加患 Hp 相关性 CAG 及发展为胃癌的危险性。

CAG 的发生除与 Hp 感染有关外,还与胆汁反流、遗传因素、获得感染时的年龄、宿主胃酸分泌状态以及高盐、低维生素饮食等有关。CAG 相关的低胃酸状态致使需氧和厌氧菌群大量繁殖,在空腹胃液 pH 值升高的情况下,硝酸盐受胃内细菌硝酸盐还原酶的作用,形成亚硝酸化合物(亚硝胺),是导致胃癌发生的危险因素之一。而伴有炎症的胃黏膜上皮更为内源性亚硝基的渗入提供机会,长时间致癌性亚硝酸盐化合物的作用使胃黏膜上皮逐渐向恶性转变。低胃酸状态亦可降低胃液中的维生素 C 水平,从而更加促进亚硝胺的形成。

各种病因导致了 CAG 的病理变化,即 CAG 是以胃黏膜上皮和腺体萎缩,数目减少,胃黏膜变薄,黏膜基层增厚,或伴幽门腺化生和肠腺化生,或有不典型增生为特征的慢性消化系统疾病。组织学上有两种类型:① 化生性萎缩:胃黏膜固有层部分或全部由肠上皮腺体组成;② 非化生性萎缩:胃黏膜层固有腺体数目减少,取代成分为纤维组织或纤维肌性组织或炎性细胞(主要是慢性炎性细胞)。CAG 内镜下可见黏膜红白相间,以白相为主,皱襞变平甚至消失,部分黏膜血管显露;可伴有黏膜颗粒或结节状等表现。

第二节　诊断要点

1947 年 Schindlc 将慢性胃炎分为原发性胃炎和继发性胃炎,原发性胃炎又分为浅表性、萎缩性和肥厚性。此方法沿用很久,但肥厚性胃炎一直未能得到病理学的证实;1972 年,Whitehead 将慢性胃炎分为浅表性胃炎和萎缩性胃炎,并引入病变部位、萎缩程度及有无上皮化生、炎症活动度等概念。1990 年又提出悉尼系统胃炎分类法,使得慢性胃炎的诊断更为全面,但仍存在缺点和不足之处。2000 年全国慢性胃炎研讨会结合临床、内镜和病理组织学结果对慢性胃炎进行分类,将慢性胃炎分为非 CAG、CAG 和特殊类型三类。CAG 内镜表现为黏膜颗粒状,黏膜血管显露,色泽灰暗,皱襞细小;病理组织学可见胃的固有腺体减少。萎缩程度分级分为以下三级:① 轻度:固有腺体数减少小超过原有腺体的 1/3,大部分腺体仍保留;② 中度:固有腺体数减少超过 1/3,仍未超过 2/3,残存腺体不规则分布;③ 重度:固有腺体数减少超过 2/3,仅残留少数腺体,甚至完全消失。对于钳取的标本过浅、未达到黏膜肌层的,不可能诊断萎缩,要剔除。胃窦部有少数淋巴滤泡萎缩,如胃体黏膜层出现淋巴滤泡,要考虑为萎缩。CAG 的病理诊断标准暂定为:同一部位(胃窦或胃体,胃角标本作胃窦计算)的两块或两块以上活体组织检查(活检)标本都有萎缩和(或)肠上皮化生时可诊断为 CAG;如仅一块活检标本有萎缩和(或)肠上皮化生时,诊断为"慢性胃炎伴萎缩和(或)肠上皮化生"。

胃镜检查是目前慢性萎缩性胃炎的主要诊断手段,特别是内镜器械的长足发展,使内镜观察更加清晰.但患者萎缩的确诊仍依赖于病理组织学检查.无论是萎缩还是肠化甚至 Hp 在胃黏膜的分布都是非均匀的,或者说多灶性萎缩性胃炎的胃黏膜萎缩呈灶状分布。当然,只要病理活检发现有萎缩,就可诊断为萎缩性胃炎。但如果未能发现萎缩,却不能轻易排除.如果不取足够多的标本或者内镜医生并未在病变最重(这也需要内镜医生的经验)活检,则势必可能遗漏病灶。反之,当在糜烂或溃疡边缘的组织活检时,即使病理发现了萎缩,却不能简单地视为萎缩性胃炎,这是因为活检组织太浅、组织包埋方向不当等因素均可影响萎缩的判断。还有,根除 Hp 后胃黏膜炎症细胞消退,慢性炎症程度减轻。一些因素可影响结果的判断:① 活检部位的差异。② Hp 感染时胃黏膜大量炎症细胞浸润,形如萎缩;但根除 Hp 后胃黏膜炎症细胞消退,黏膜萎缩、肠化可望恢复。然而在胃镜取材的多少上,病理学家的要求与内镜医生出现了矛盾。从组织学观点来看,5 块或更多则有利于组织准确判断;然而,就内镜医生而言,考虑患者的医疗费用,主张 2~3 块即可。

第三节　一般治疗

迄今对 CAG 的西医治疗主要是根据临床症状决定是否需要治疗以及应用何种药物治疗,尚无确切证据说明多灶 CAG 应用药物治疗可使萎缩全部消除,应用药物治疗可根据具体情况选择。

一、根除 Hp

1. 一线方案

中华医学会消化病学分会 Hp 学组 2007 年在庐山召开"第三次全国幽门螺杆菌感染共识会议",对 Hp 感染的诊断、治疗指征和治疗方案做出了具体说明。该共识中涉及的主要药物包括质子泵抑制剂(proton pump inhibitors, PPI)、枸橼酸铋雷尼替丁(RBC)、甲硝唑(M)、铋剂(B)、阿莫西林(A)、克拉霉素(C)、呋喃唑酮(F)、左氧氟沙星(L)和四环素(T)等,推荐的一线治疗方案为 PPI/RBC(标准剂量)+A(1.0 g)+C(0.5 g),一日 2 次,共 7 天;PPI/RBC(标准剂量)+M(0.4 g)+

C(0.5 g),一日2次,共7天;PPI(标准剂量)+B(标准剂量)+A(1.0 g)+C(0.5 g),一日2次,共7天;PPI(标准剂量)+B(标准剂量)+M(0.4 g)+C(0.5 g),一日2次,共7天。

2. 补救方案

《庐山共识》推荐的补救方案有:PPI(标准剂量)+B(标准剂量)+M(0.4 g)+T(0.75/1.0 g),一日2次,共7天;PPI(标准剂量)+B(标准剂量)+F(0.1 g)+T(0.75/1.0 g),一日2次,共7天;PPI(标准剂量)+B(标准剂量)+F(0.1 g)+A(1.0 g),一日2次,共7天;PPI(标准剂量)+B(标准剂量)+F(0.1 g)+C(0.5 g),一日2次,共7天;PPI(标准剂量)+B(标准剂量)+L(0.4 g)+A(1.0 g),一日2次,共7天。

3. 其他补救方案

在上述补救方案中,因四环素较难获得,故现多采用含有左氧氟沙星的方案。与左氧氟沙星相同,同为喹诺酮类药物的莫西沙星也在国外体外试验中显示 Hp 对其非常敏感(耐药率仅为5.6%),且剂量增至0.8 g/d的疗效更佳,但售价较贵。呋喃唑酮售价低,且 Hp 对其的耐药率低,与甲硝唑又没有交叉耐药性。利福布汀也已被推荐用于治疗难治性 Hp 感染。

4. 序贯疗法

具体用药方法为前5天服用 PPI 和阿莫西林,后5天使用 PPI、替硝唑和克拉霉素三联方案。多项国外研究发现,序贯疗法的 Hp 根除率达到90%以上。且序贯疗法的成本-效果比明显优于标准三联方案。

二、黏膜保护剂

如硫糖铝、枸橼酸铋钾等药物有保护胃黏膜,减少损伤的作用,可酌情选用。

三、促胃动力药及消化酶类药物

以上腹饱胀、恶心或呕吐、消化不良为主要症状的 CAG 病人,可根据症状严重程度应用胃动力药,多酶片等。而伴胆汁反流者则可应用促动力药和(或)有结合胆酸作用的胃黏膜保护剂。具有明确胃低酸状态者,还可以服用胃蛋白酶合剂等。

对于腹部疼痛等不适症状明显,胃镜检查 CAG 伴糜烂或出血者,在排除占位性病变基础上,可应用质子泵抑制剂或 H_2 受体拮抗剂。

第四节　中医病机与辨证论治

中医开展 CAG 伴肠上皮化生和异型增生的治疗工作已有多年,行初步显示出它的优越性和广阔的发展前景,众多的临床及病案研究报道证实,中医药能使部分肠上皮化生和异型增生减轻或消失,从而改变了胃癌前病变难以逆转的观点,使胃癌的药物预防成为可能。

本病在中医诊断为"胃痞",证候学研究方面通过观察主症(胃脘痞满、胀痛或隐痛、嘈杂,乏力、纳差),次症(恶心、呕吐,腹胀,消瘦,大便不爽等),进行辨证分型。证型分为胃阴不足,中虚气滞,肝胃不和,气滞血瘀,脾胃湿热五型。中医方面常认为胃阴不足是本病主要证型,但通过临床观察,中虚气滞也是 CAG 的主要病机和证型。所谓中虚气滞,即由脾胃气虚,中气不运,气滞于中所致的中虚兼气滞证,这和 CAG 大多表现上腹部隐痛、痞满嗳气、纳少等消化不良症状一致。口干便结、舌红无苔等典型胃阴不足的,部分胃阴不足和肝胃不和证,也往往兼有中虚气滞的见证。因此,中虚气滞不仅是 CAG 的基本病机和主要证型,而且是导致本病的主要原因。脾胃之气亦即胃气、中气、胃的生生之气。胃为五脏六腑之大源,是气血生化之本,中气旺盛,则化生气血,充养五脏六腑,脾胃亦得自养。若中气不足,脾胃功能衰减,则纳运失常,生化乏源,气机不得舒展畅运,久则胃之脉络自痹,气血运行受阻,胃壁黏膜不得荣养,继而萎缩。气血不畅,胃失温煦或寒邪内积,不通则痛而成虚痛。中焦元气不充,正气不得运达,则邪着为病,气滞痰湿困中而痞满。中虚脾胃不和,或土虚木克而为嘈杂。痰湿久蕴化热,或阴虚郁热内留,或肝郁化火犯胃,而见胃脘灼热。中虚失健运之职,则纳少便溏,形瘦神疲。其中气之所以虚者。或为饮食劳倦,或因寒湿生冷所伤,或思虑过度,或药、食过偏,或久病中焦困乏,或年高脾胃之气渐衰,尤其是胃病日久,由气入血,中气受伤,更是常见原因。

饮食不规律,辛辣,热烫,高盐饮食也是本病重要发病原因。过食辛辣之品,损伤脾胃,易于伤阴助热。《素问·五脏生成篇》说:"多食咸,则脉凝泣而变色",说明多食咸味,可出现脉络瘀血。现代流行病学研究资料显示,喜食热烫和高盐饮食者,有较高的胃癌发生率。热烫食物入胃后可引起胃黏膜损伤,高盐饮食也可破坏胃黏膜表面的黏液屏障,甚至可引起胃黏膜糜烂。胃黏液屏障对胃黏膜具有保护作用,可防止或减少胃黏膜对致癌物质的吸收。这些物理因素长期作用于胃黏膜,可使胃黏膜损伤和修复过程反复进行。在修复过程中,增生的细胞有可能发生基因突变而癌变。早在《内经》中就已指出了五味过于偏嗜会引起某种疾病,甚至可影响生命。如《素问·至真要大论》所云:"久而增气,物化之常也;气增而久,天之由也"。

情志因素也是导致本病不可忽略的因素之一,抑郁忧思,急躁易怒,多因肝失条达,每影响脾胃。现代医学认为,精神过度紧张,可使大脑皮层受到抑制,以致胃的神经反射性调节能力减弱,对胃的保护功能降低,胃黏膜容易发生炎症性变化。据对慢性胃炎患者人格特征的量化研究,提示主要有:严谨、保守、忧郁、紧张、顺从、依赖,有焦虑倾向,非内向个性。

一、中医辨证施治

CAG 的分型,各医家众说纷纭,根据"慢性胃炎的中西医结合诊治方案"和临床实际将其分为五型。

1. 脾胃虚弱证
【临床表现】 胃脘部痞闷不舒或隐痛,喜温喜按,食后胀闷,嗳气,纳差,大便溏泄,肢体乏力,或平素四肢不温,空腹痛明显,食后痛轻,喜热食,食冷则发病,口吐清涎,舌质淡红,苔薄白,脉沉细或迟缓。

【治法】 温中健脾,和胃止痛。

【主方】 黄芪建中汤加减。

【药物组成】 桂枝、炙甘草、大枣、炙黄芪、白芍、生姜、胶饴。

【加减】 若有胃脘痛甚者加延胡索、川楝子;呕吐清涎甚者加半夏、干姜、陈皮、茯苓;嗳气者加入旋复花(包煎)、苏梗;纳差者加入焦神曲、炒麦芽、焦山楂。

2. 肝气犯胃证
【临床表现】 胃脘部胀痛,痛无定处,痛连胸胁,或抑郁善太息,或烦躁易怒,每因情志而发,嗳气、矢气后痛减,嘈杂泛酸,恶心呕吐,食欲不振,大便不畅,舌质淡红,苔薄白,脉弦。

【治法】 疏肝和胃,理气止痛。

【主方】 柴胡疏肝散加减。

【药物组成】 柴胡、陈皮、川芎、香附、芍药、枳壳、炙甘草、郁金、佛手。

【加减】 若胁肋疼痛较甚者加当归、玄胡、郁金;若肝郁化火加川楝子、龙胆草,山栀。

3. 脾胃湿热证
【临床表现】 胃脘部疼痛,脘闷灼热,似饥不欲食,渴不欲饮,恶心纳呆,口苦口臭,小便色黄,大便不畅或秘结,舌质红,苔黄厚或腻,脉弦或滑。

【治法】 清化湿热,和胃止痛。

【主方】　清中汤加减。

【药物组成】　黄连、栀子、炙半夏、茯苓、草豆蔻、陈皮、甘草。

【加减】　湿重者加佩兰、苍术;热重者加入黄芩、蒲公英;伴恶心与呕吐症状加生姜、竹茹;纳差者治则加麦芽、神曲、焦山楂、鸡内金。

4. 胃阴不足证

【临床表现】　胃脘部隐隐灼痛,或胀闷不舒,口干咽燥,口渴欲饮,纳呆食少,或恶心干呕,或形体消瘦。大便干结,舌红少津,苔少,脉细数。

【治法】　滋阴益胃,生津止痛。

【主方】　一贯煎合芍药甘草汤加减。

【药物组成】　生地、麦冬、沙参、枸杞子、当归、芍药、甘草、川楝子。

【加减】　若大便干者加郁李仁、火麻仁、瓜蒌仁;阴虚胃热者生石膏、知母、黄连;兼气虚者加黄芪、太子参。

5. 胃络瘀滞证

【临床表现】　胃脘部针刺样疼痛,痛有定处而拒按,食后加剧,入夜痛甚,心烦少寐,渴不欲饮,口干口苦,日久不愈,或有呕血黑便,舌质紫黯,或有瘀斑,舌苔少或无苔,脉细涩。

【治法】　活血化瘀,理气和胃。

【主方】　失笑散合丹参饮。

【药物组成】　丹参、五灵脂、蒲黄、砂仁、檀香。

【加减】　若有呕血黑便者加三七、白及;兼气虚者加党参、黄芪;兼阴虚者加生地、麦冬。

第五节　典型案例分析

陈某,女,62 岁,退休。初诊(2011 年 12 月 15 日):有慢性萎缩性胃炎、十二指肠溃疡病史 10 余年,常感上腹痛。胃镜示:慢性糜烂性胃炎。病理:窦大:轻度萎缩性胃炎,伴肠化;窦小:中度慢性浅表性胃炎,伴小凹上皮增生。刻诊:胃脘隐痛,神疲乏力,无反酸嗳气,纳可,大便调,舌淡红,脉细弱。

【西医诊断】　轻度萎缩性胃炎伴肠化,中度慢性浅表性胃炎伴糜烂。

【中医诊断】　胃痛,证属脾胃气虚。治当健脾益气,扶正养胃。

【处方】　党参 10 g,白术 10 g,陈皮 10 g,黄芪 10 g,木香 10 g,茯苓 10 g,莪

术 10 g,云母 30 g,白花蛇舌草 15 g,炙甘草 3 g,大枣 5 枚。14 剂,水煎服。配合口服叶酸 10 mg,一日 3 次。

【二诊】(2012 年 1 月 12 日)　患者诉药后症情间有好转,遂续服原方半月,上腹部不适疼痛偶有发作,舌淡嫩,脉细。药用:党参 10 g,白术 10 g,陈皮 6 g,黄芪 10 g,木香 10 g,法半夏 10 g,茯苓 10 g,玄胡 10 g,白花蛇舌草 15 g,云母 30 g,白芍 10 g,炙甘草 3 g。30 剂,水煎服。

【三诊】(2012 年 3 月 1 日)　因过春节而停服中药半月余,且操劳家务,饮食不规律,胃痛有所反复,胸骨后疼痛亦有发作。上方加当归 10 g,莪术 10 g。21 剂,水煎服。

【四诊】(2012 年 3 月 22 日)　自述食冷物后不适明显,舌淡苔少,脉缓。治当益气养阴和胃。1 月 12 日方加麦冬 10 g,石斛 10 g。21 剂,水煎服。

【五诊】(2012 年 4 月 12 日)　胃痛基本缓解,症状平稳。舌淡红,苔薄白,脉细。药用:党参 10 g,白术 10 g,山药 10 g,黄芪 15 g,当归 10 g,白芍 10 g,白花蛇舌草 15 g,云母 30 g,陈皮 6 g,麦冬 10 g,炙甘草 3 g。21 剂,水煎服。继予上方加减,治疗 1 月余,复查胃镜+病理,示:中度慢性浅表性胃炎。

【按】　本案慢性萎缩性胃炎伴糜烂,伴肠化,属胃癌前期病变。病程较长,胃脘隐痛,神疲乏力,舌淡红,脉细弱,证属脾胃气虚,治从健脾益气,扶正养胃。方选香砂六君子汤加减。处方以"四君子"为核心,《医宗金鉴·删补名医方论》集注:"张璐曰:气虚者,补之以甘,参、术、苓、草,甘温益胃,有健运之功,具冲和之德"。再用黄芪、山药、大枣,以加强其健脾益气之功;半夏、陈皮、木香理气和胃;玄胡、莪术、白芍、当归活血化瘀。健脾益气、活血化瘀、理气和胃三法合用,药后胃痛随即减轻。而方中白花蛇舌草、云母能抗胃癌前期病变,上文已提及。再配合叶酸,该药物能够促进细胞分化、诱导癌细胞凋亡,从而能逆转胃癌前病变。此患者经近半年调治,复查胃镜糜烂、肠化消失,病情好转。由此可见,慢性萎缩性胃炎是一个长期的疾病,胃黏膜的再生及恢复需要一个相对较长的过程,如果治疗得当,是可以取得满意疗效的。

参考文献

1. 房静远. 慢性萎缩性胃炎诊治中的困惑和展望. 世界华人消化杂志,2008,16(10):1027 - 1030.

2. 柯莹玲,单兆伟. 542 例慢性萎缩性胃炎患者中医辨证分型与病因分析. 辽宁中医杂志,2006,02:161 - 162.

3. 姚永莉,张万岱. 慢性萎缩性胃炎的诊断和治疗. 新医学杂志,2005,12:720 - 721+744.

4. 杨小梅,呼兴华. 邓沂教授治疗慢性萎缩性胃炎经验. 甘肃中医学院学报,2009,05:1 - 2.

5. 蒋晓芸,钟良. 幽门螺杆菌根除治疗及合理用药. 上海医药,2014,35:12 - 15.

第九章　溃疡病与胃癌前病变

溃疡病是胃溃疡(gastric ulcer, GU)和十二指肠溃疡(duo-denal ulcer, DU)的总称,好发于 20～50 岁的成年人,分为急性期和慢性期,易反复发作,其发生与胃液的自我消化作用密切相关,故又称为消化性溃疡病。其中,胃溃疡好发于胃小弯处,近幽门处多见;而十二指肠溃疡好发于十二指肠球部,因十二指肠球部连接胃窦。溃疡病的发生与胃酸过高有关。WHO 将慢性胃溃疡列为胃癌前疾病,其癌变率估计在 1%～7%。胃溃疡癌变常发生于溃疡边缘,癌细胞可浸润于溃疡瘢痕结缔组织之间。

第一节　病因及病理

溃疡病的发生不是一个单一因素所造成,其病因病机涉及外界感染因素和内在自身免疫异常等多种因素。

溃疡病的发生机制主要是与胃十二指肠黏膜的损害因素和黏膜自身防御—修复因素的失衡有关,胃酸在溃疡病的发病中起重要作用。其中,最主要的病因为幽门螺杆菌(Helicobact-er Pylori, Hp)的感染及非甾体抗炎药(Non-steroidal anti-in-flammatory drug, NSAIDs)的使用。据统计,在美国,48%左右的溃疡病患者因感染 Hp 而发生,5%～20%的患者因长期服用NSAIDs,且老年人更多见。此外还有类固醇等药物的使用、各种压力因素造成的压力性溃疡及其他各种疾病造成的溃疡病表现。而非 Hp、非 NSAIDs 溃疡病与胃酸分泌的关系目前尚不清楚。

一、Hp 感染

Hp 感染是导致溃疡病的第一大病因,据统计,60%的胃溃疡和90%的十二指肠溃疡均由 Hp 的慢性感染所引起。Hp 通过抑制 D 细胞的活性,导致高胃泌素血症,继而胃酸分泌增加,同时也可以通过作用于肠嗜铬样细胞(ECL 细胞),促进组胺释放而增加胃酸分泌。

机体的免疫异常使得患者无将 Hp 从体内清除出去,慢性感染引起慢性活动性胃炎,并进一步导致促胃泌素的调节失衡,刺激部分胃壁细胞的分泌过多胃酸,形成对黏膜的自我消化,最终导致溃疡的形成。

虽然相当比例的溃疡病患者有 Hp 感染病史,但是,仅有10%~15%的 Hp 感染患者最终会发展为溃疡病,这也说明遗传易感性也发挥着一定的作用。

值得注意的是,Hp 的感染与胃黏膜发生萎缩、肠化生及不典型增生等胃癌前病变密切相关,Hp 感染者胃癌前病变的发生率高于无 Hp 感染者。Grannen 等所做的临床研究得出,Hp 阳性者肠化生发生率为33.9%,而 Hp 阴性者为15.2%。

二、NSAIDs 及其他药物因素

NSAIDs 及某些药物对消化道黏膜的损伤包括局部及系统两个方面。局部作用为 NSAIDs 透过消化道黏膜上皮细胞膜进入胞体,电离出大量 H^+,从而造成线粒体损害,黏膜细胞间的完整性被破坏,上皮细胞膜通透性增加,激活中性粒细胞介导的炎性反应,促进上皮糜烂及溃疡的形成。

某些前列腺素可通过刺激胃黏膜分泌黏液保护其不受胃酸的消化,而部分 NSAIDs 对溃疡病形成的系统作用,既是通过抑制 COX-1 减少了前列腺素的合成,从而减轻炎症,同时也大大削弱了这些前列腺素诱导的胃黏膜黏液的分泌,失去抵御胃酸的功能,从而促进了溃疡的形成。而选择性的 COX-2 抑制剂由于针对的主要不是此类前列腺素,因而导致溃疡形成的风险大大降低。

其他某些药物的使用,也会导致溃疡病的发病概率增加,主要包括类固醇药物、二磷酸盐、氯化钾氟、尿嘧啶等化疗药物以及目前已广泛使用的抗血小板药物——氯吡格雷等。

三、压力性溃疡

在一些急性疾病后期、多脏器衰竭、呼吸机辅助呼吸以及严重的烧伤或头颅损伤的患者中,溃疡病的发生率也大大增加。

四、其他疾病造成的溃疡病

一些较为少见的疾病,如促胃液素瘤、胃癌、肺癌、淋巴瘤等肿瘤,均会通过强烈地促进胃酸的分泌最终导致溃疡病的发生,甚至溃疡病成为上述疾病的首要症状。故溃疡病作为癌前状态的一种,其发生、发展均应得到重视。值得一提的是,吸烟和过度饮酒也是溃疡病的危险因素。吸烟会同时促进溃疡病的发生,并延缓溃疡病的愈合。同时有研究显示,即使吸烟本身并不能增加溃疡病形成的概率,但在 Hp 感染的患者中,吸烟则成为溃疡病发生的高危因素。而酒精通过刺激和侵蚀胃黏膜,同样可以促进胃酸的分泌,加速溃疡病的发生。亦有研究显示,O 型血者发生 UC 的概率比一般人群高 2.5 倍,同卵双生溃疡的一致性高达 50%,具体机制尚未完全研究清楚,但提示溃疡病的发生与遗传因素也密切相关。

第二节　诊断要点

现代医学对溃疡病的确诊主要包括临床症状诊断及实验室辅助检查两大部分。在具备临床症状及一项辅助检查阳性的情况可明确诊断。

一、症状诊断

临床对溃疡病做出准确的诊断,首先要认识溃疡病的临床特征。溃疡病特征性的临床表现为:周期性上腹部疼痛、反酸、嗳气、食欲减退、体重下降、呕血等症状,其中,慢性病程、反复发作和周期性上腹疼痛是溃疡病的三大临床主要特征,尤以十二指肠的周期性疼痛更为典型。

十二指肠溃疡的疼痛好发于两餐之间,持续不减直至进食或服制酸药物后可明显缓解,又称空腹痛,进食后可缓解,半数患者有夜间痛,常被痛醒。而胃溃疡疼痛的发生没有十二指肠溃疡如此规则,常在餐后 1 小时内发生,经过 1~2 小时后逐渐缓解,直至下次进食后再会出现胃部疼痛不适。夜间痛不如十二指肠多见。疼痛多呈钝痛、灼痛或饥饿样痛,持续性剧痛常提示溃疡穿透或穿孔。而据长期临床研究显示,溃疡病患者的疼痛严重程度常与疾病的严重程度并不完全一致,因此给疾病的早期诊断和预防带来了不小的难度。

二、实验室检查

表现为以上临床症状的患者,为进一步确诊溃疡病,最终依赖于相关的实验室检查。

1. Hp 检测

Hp 检测方法包括非侵入性检测及侵入性检测。其中 ^{13}C 呼气试验操作最方便,检查过程短,最目前临床上检测 Hp 最为理想的方法。并不是所有胃部不适的患者均必须行 Hp 检测,口气较重、有慢性家族胃炎胃溃疡及胃癌病史的患者一般建议行 Hp 检测。

2. 消化内镜检查及黏膜病理活检

消化内镜是明确溃疡病诊断的最直接检查方法,尤其对于年龄在 45 岁以上的患者,或短时间内有体重减轻的患者,更需要第一时间使用消化内镜的检查,因为消化系统的恶性肿瘤等更严重的疾病也会导致与溃疡病相似的症状。

内镜检查应注意溃疡的部位、形态、大小、深度、病期以及溃疡周围黏膜的情况。镜下溃疡常呈圆形或椭圆形,直径小于 2 cm,边缘完整,底部平坦,可覆盖白色或灰白色分泌物,周围黏膜红肿,有时可见皱襞向溃疡部位集中。内镜下对溃疡及周围黏膜的活检,对良、恶性溃疡的鉴别有至关重要和无可替代的意义。

3. X 线钡餐检查

气钡双重造影的直接征象与间接征象均有助于溃疡病的诊断。直接征象指龛影,是诊断本病的可靠依据。龛影是突出于胃、十二指肠轮廓之外,周围可见辐射状黏膜。间接征象表现为对侧痉挛性压迹、激惹状态及球部变形等,间接征象不是溃疡病的直接诊断依据,只是对诊断起一定的提示作用。

4. 胃液分析

观察基础胃酸分泌(BAO)和最大胃酸分泌(MAO)量,对 GC 和 UC 有一定的诊断价值,十二指肠溃疡的 BAO 及 PAO 均增高,而单纯性胃溃疡的 BAO、PAO 近于正常。

三、中医诊断分型

中医对溃疡病的诊断主要依据患者的临床症状,并进行分型。溃疡病有虚、实、寒、热之分,而多数患者证属寒热错杂及虚实夹杂,以单纯某个证型出现较为少见。随着现代医学检测手段的不断进步和医家长期的临床观察,将传统医学将各种证型与辅助检查结果相结合,在一定程度上实现了溃疡病证型的"客观化",从而为下一步个体化治疗提供客观必要的依据。

1. Hp 感染与中医证型的客观辩证关系

众多医家总结出,脾胃湿热型患者感染 Hp 概率最高,提示脾胃湿热证有利于 Hp 的侵入、定居和繁殖等,同时 Hp 的感染也会促进脾胃湿热证的形成。

2. 内镜检查结果与中医证型的客观辩证关系

如:内镜下溃疡灶边缘黏膜充血、水肿、苔厚、分泌物增加,即具有"热"象的病理基础,而溃疡缩小、变浅、白苔边缘光滑、周边水肿轻、炎性分泌物质稀等特点多出现在脾胃虚寒型的患者中。

3. X线钡餐检查与中医证型的客观辩证关系

有医家对胃脘痛的中医辨证分型的X线征象进行研究,结果显示,脾胃虚弱型胃肠蠕动排空功能减弱,而肝胃不和型患者胃肠蠕动排空功能增强,胃张力高,胃阴虚型胃蠕动排空功能增强,且小肠功能紊乱等。

4. 胃酸、胃蛋白酶与中医证型的客观辩证关系

相关研究显示,溃疡病最大胃酸排酸量为:寒热夹杂性>脾胃虚寒型>胃阴不足型,进一步检查胃蛋白酶的活性,发现脾虚胃热型最高,其次是脾胃虚寒型,因而提出应把抑制胃蛋白酶活性的药物纳入脾虚胃热型患者的溃疡病治疗中。

第三节　一般治疗

溃疡病作为胃癌前疾病的一种,其一般治疗包括针对可能的病因治疗,对症治疗,注意饮食、休息等,从而防止其进一步发展及恶变。

一、抑酸治疗

胃蛋白酶的作用直接受胃酸的调节,胃酸过多分泌会直接破坏消化道黏膜表面的脂蛋白层,并加强胃蛋白酶的消化作用,破坏黏膜形成溃疡。因此抑酸治疗是缓解溃疡病症状和促进其愈合的最主要措施。质子泵抑制剂(PPI)是抑酸治疗的首选药物,主要包括奥美拉唑、兰索拉唑、泮托拉唑、埃索美拉唑、雷贝拉唑、艾普拉唑等。

如果用药物抑制胃酸,将胃内pH值升高>3,维持18~20小时,几乎可以使所有十二指肠溃疡在4周内愈合。标准剂量的PPI,每日1次,早餐前半小时服药,治疗十二指肠溃疡疗程4周,胃溃疡通常为6~8周,存在高危因素及巨大溃疡的患者建议适当延长疗程。Hp阳性的溃疡病应常规行Hp根除治疗,在抗Hp治疗结束后,仍应继续使用PPI至疗程结束。对胃泌素瘤根治性手术的患者,术后亦仍需采用抑酸治疗。

H_2受体拮抗剂(西咪替丁、雷尼替丁、法莫替丁等)的抑酸效果略逊于PPI,标

准剂量为每日 2 次,对十二指肠溃疡需要 8 周,治疗胃溃疡时应当更长。抗酸药具有中和胃酸作用,在用于治疗消化性溃疡病时建议与抑酸药联合应用。

二、抗 Hp 治疗

根除 Hp 是治疗溃疡病的基本治疗,是溃疡愈合与预防复发的有效防治措施。研究证实,在预防溃疡病复发方面,根除 Hp 治疗效果明显优于对照组。

长期临床研究目前推荐铋剂+PPI+2 种抗菌药组成的四联疗法,疗程为 10 天或 14 天,如初次治疗失败,可再另选方案进行补救治疗,补救治疗建议间隔 2~3 个月,两次正规方案治疗失败时,如需给予第 3 次治疗,应先评估根除治疗的风险获益比。

序贯疗法(前 5 天 PPI+阿莫西林,后 5 天 PPI+克拉霉素+甲硝唑共 10 天)在我国与三联疗法相比在我国现有的多中心随机对照研究中并未显示优势。

临床研究发现,根除 Hp 后有助于胃癌前病变的减轻或逆转。Tucci 等对 20 例胃底萎缩性胃炎患者进行随机对照研究,结果发现 1 年后根除 Hp 治疗组萎缩性胃炎程度明显减轻,而对照组黏膜萎缩无明显改变。随后再进行 Hp 根除治疗,1 年后病变亦明显减轻。

三、其他药物治疗

对于老年溃疡病、难治性溃疡、巨大溃疡及复发性溃疡,建议在抑酸、抗 Hp 治疗的同时应用胃黏膜保护剂,联合应用胃黏膜保护剂可提高溃疡病的愈合质量并有助于减少溃疡的复方。如铋剂(丽珠得乐、果胶铋等)、硫糖铝、康复新液、米索前列醇、复方谷氨酰胺、膜固思达等。

而胆汁结合剂适用于伴胆汁反流者,如考来烯胺、甘羟铝、铝碳酸镁等。

四、心理治疗

神经精神心理因素与消化性溃疡的关系十分密切,调节神经功能,避免精神刺激,调整心态,对溃疡病的治疗也至关重要。应努力让患者保持心情舒畅、乐观、平和的心态,必要时给予镇静剂或抗抑郁药。

五、饮食治疗

溃疡病患者饮食需注意进食易消化、富营养、少刺激,并避免烟酒、咖啡和浓茶。

六、手术治疗

主要针对出血、穿孔、梗阻等溃疡病的严重并发症,或经常规内科治疗无效者,如有急性穿孔,或经内镜下病理检查为重度异型增生等恶性病变倾向者应行外科手术治疗。

第四节　中医病机及辨证论治

中医认为溃疡病证属"胃脘痛""心下痞""呕吐""心痛""吐血"等范畴。多数医家认为,脾胃气虚是其发病的基础因素,并认为多种原因均可导致"胃痛",常与饮食不节、情志所伤等相关。《脾胃论》所云:"饮食不节、寒温不适,脾胃乃伤"。

一、病机

1. 饮食不节

饥饱失常、饮食不规律会导致脾胃气机受损或气机不畅;或恣食辛辣肥甘、喜酒嗜烟,湿热内生,则中焦气机受阻;或贪食生冷,损伤中阳,气血运行涩滞,形成瘀血,均致胃气不通,不通则痛。

2. 情志内伤

忧思恼怒,肝失疏泄,横逆犯胃,胃失和降,可致胃痛;另外,气郁久而化热,肝胃郁热,热灼而痛;或气滞则血行不畅,胃络不通,瘀血内停亦可为痛。

3. 脾胃虚弱

患者素体脾胃虚弱,先天禀赋不足,或劳倦所伤,或久病累及,或失治误治皆可损伤脾胃。脾胃气虚则气血生化乏源,易感外邪或中阳不足则虚寒内生,温养失职;胃阴不足则濡养不能,不荣而痛。

纵观各家学说,本病多因虚致病,起病缓慢,易反复发作,多因饮食、情志、寒邪等诱发,与血瘀及邪毒瘀滞密切相关。临床辨证以虚实夹杂为主,尤其是老年溃疡病,更为本虚标实。初起在气,多为气滞;久病入血,可兼见血病。病变部位主要在胃,与肝脾关系密切,病性总属本虚标实,脾胃虚弱是其发病基础,郁热内蒸,迫血妄行,或中阳虚弱,气不摄血,血溢脉外,可变生呕血、便血;气滞血瘀,邪毒郁结于胃可演变为胃癌。

二、辨证论治

1. 肝气犯胃证

【主症】 胃脘胀痛,窜及两胁,胸闷喜叹息,遇情志不遂胃痛加重,嗳气频繁,嘈杂反酸,脉弦。

【次症】 口苦纳差,舌质淡红,苔薄白或薄黄。

【胃镜表现】 蠕动活跃或亢进,溃疡呈圆形或椭圆形,中心覆盖黄苔或白苔较薄,周围黏膜轻度充血水肿,或白苔消失呈现红色新生黏膜者。

【治则】 疏肝理气,和胃止痛。

【方药】 柴胡疏肝散加减。

【药物组成】 柴胡、白芍、炙甘草、枳壳、川芎、香附、沉香、郁金、青皮、川楝子。加减:疼痛明显者加玄胡,三七粉(冲服);嗳气明显者加柿蒂、旋复花、广郁金;烦躁易怒者,加丹皮、栀子;伴泛酸者加海螵蛸、浙贝母;苔厚腻者加厚朴、薏苡仁。胃蠕动活跃或亢进者,加芍药、甘草;溃疡呈圆形或椭圆形,中心覆盖黄苔或白苔.周围黏膜充血水肿者,加蒲公英、银花、紫花地丁。

2. 寒热错杂证

【主症】 胃脘灼痛,喜温喜按;口干苦或吐酸水;舌淡或淡红,体胖有齿痕,苔黄白相间或苔黄腻。

【次症】 嗳气时作,嘈杂泛酸;四肢不温;大便时干时稀;脉弦细。

【胃镜表现】 溃疡覆盖黄色或白色厚苔,可溢出溃疡边缘,周围黏膜充血水肿明显。

【治则】 寒温并用,和胃止痛。

【方药】 半夏泻心汤加减。

【药物组成】 黄连、黄芩、干姜、桂枝、白芍、半夏、炙甘草、陈皮、茯苓、枳壳。加减:畏寒明显者加高良姜、香附;胃脘痞满者加檀香、大腹皮;胃脘烧心者,加左金丸;嗳气者,加代赭石;嘈杂泛酸明显者,加煅瓦楞子、乌贼骨、浙贝母。

3. 瘀血阻络证

【主症】 胃脘疼痛如针刺或如刀割,痛处不移;胃痛拒按,食后胃痛加重;舌质紫暗或见瘀斑。

【次症】 疼痛晚间发作,或夜间痛甚;呕血或黑便;脉涩或沉弦。

【胃镜表现】 溃疡呈圆形或椭圆形,中心覆盖黄苔或白苔,可伴有渗血或出血或血痂,周围黏膜充血水肿明显。

【治则】 活血化瘀,通络止痛。

【方药】 失笑散合丹参饮加减。

【药物组成】 蒲黄、五灵脂、丹参、檀香、砂仁、延胡索、三七粉(冲服)、郁金、枳壳、川楝子。加减:兼气虚者加黄芪、党参;泛酸者加海螵蛸、浙贝母;胃镜下见溃疡合并有出血或患者呕血或黑便者加大黄粉、白及粉。

4. 胃阴不足证

【主症】 胃脘隐痛或灼痛;嘈杂似饥,饥不欲食;舌红少津裂纹、少苔、无苔或剥苔。

【次症】 口干不欲饮;纳呆食少;干呕;大便干结;脉细数。

【胃镜表现】 黏液量少黏稠;溃疡黄苔或白苔变薄,周围充血水肿减轻,或出现红色新生黏膜。

【治则】 健脾养阴,益胃止痛。

【方药】 一贯煎合芍药甘草汤加减。

【药物组成】 沙参、麦冬、炒白芍、甘草、当归、枸杞子、生地、玉竹、石斛、香橼。加减:干呕者,加姜半夏、竹茹;反酸嘈杂似饥者加煅瓦楞子、浙贝母;神疲乏力者加黄芪、太子参;大便干燥者加火麻仁、郁李仁;舌红光剥者加玄参、天花粉;失眠者加酸枣仁、合欢皮;胃黏液量少黏稠,加浙贝母、栝蒌。溃疡呈现红色瘢痕或白色瘢痕者,用香砂六君子汤善其后。

5. 脾胃虚寒证

【主症】 胃脘隐痛,喜温喜按;空腹痛重,得食痛减;舌体胖,边有齿痕,苔薄白。

【次症】 面色无华;神疲肢怠;纳呆食少;泛吐清水;四肢不温;大便稀溏;脉沉细或迟。

【胃镜表现】 黏液稀薄而多;溃疡继续变浅、变小,中心覆盖白苔,周围黏膜皱襞向溃疡集中;胃蠕动缓慢。

【治则】 温中散寒,健脾和胃。

【方药】 黄芪健中汤加味。

【药物组成】 黄芪、桂枝、白芍、高良姜、香附、广木香、炙甘草、大枣。加减:泛吐清水明显者加姜半夏、陈皮、干姜;泛酸明显者加黄连、吴茱萸、乌贼骨、瓦楞子;大便隐血阳性者加炮姜炭、白及、仙鹤草;胃黏液稀薄而多,用胃苓汤;胃蠕动缓慢,加枳实、白术。

第五节　典型案例分析

病史:戴某某,女,42 岁,农民,因胃脘疼痛 18 年而于 2002 年 4 月 8 日就诊。患者从 1984 年开始出现胃脘疼痛,恶心呕吐,嗳气嘈杂,经电子胃镜检查,确诊为胃大弯溃疡,经中药反复治疗,西药 H_2 受体阻滞剂和阿莫西林等常规 Hp 杀菌治疗 3 个月以上,停药后半月左右又复发如前,且复查电子胃镜示胃大弯溃疡较前无明显好转,且体质逐年减弱,无法进行一般体力劳动。

现症:上腹饱胀,疼痛,拒按,食欲差,进食后尤甚,恶心,嗳气,吐清水,肢冷,神疲乏力,大便溏,消瘦,舌质淡胖有齿印、苔白腻,脉沉细滑。

【西医诊断】　胃溃疡。

【中医诊断】　胃脘痛。

【证型】　脾胃阳虚,痰饮内停。

【治则】　温脾益气,燥湿化痰,和胃止痛。方用李氏半夏白术天麻汤去黄柏加莱菔子、厚朴,增强顺气消痰之力。

【处方】　姜半夏 15 g,白术 20 g,陈皮 10 g,苍术 15 g,党参 15 g,茯苓 15 g,泽泻 10 g,黄芪 9 g,干姜 6 g,麦芽 20 g,神曲 6 g,莱菔子 15 g,厚朴 10 g。每日 1 剂,水煎服。连服 7 剂。

【二诊】　上方服 7 剂后,诸症大减,食欲好转,疼痛显著减轻。药已中病,效不更方。续服原方 15 剂。

【三诊】　服上药后诸症消失,为巩固疗效,续服 10 剂。

【四诊】　精神状态良好,体健,经胃镜复查溃疡消失。病愈停药。后随访 3 年未复发,能胜任体力劳动。

【按】　该患者脾胃虚寒不能受纳和运化水谷,故食少便溏、神疲乏力、消瘦、肢冷;脾虚生痰,痰饮停于胃脘,故胃脘疼痛反复不愈,上腹饱胀,拒按,进食后加重;痰湿上泛故恶心嗳气、吐清水;舌质淡胖有齿印、苔腻、脉沉细等均为痰饮内停之征。故证属脾胃阳虚,痰饮内停。李氏半夏白术天麻汤实质上寓有六君子汤,具有补脾胃化痰湿之功,更有神曲、麦芽消导痰湿,泽泻与茯苓配合渗利水湿,苍术、干姜、半夏配合燥湿化痰,其化痰饮之力甚强。又有黄芪升阳,配合六君子汤以增强补脾功能,能治生痰之源,有治本之功。故该方除用于原书介绍的痰厥头痛、眩晕之外,凡属痰湿为患的病证,特别是兼有脾虚的痰湿之证,均有立竿见影之效。

参考文献

1. Peter Malfertheiner, Francis K L Chan, Kenneth E L McColl. Peptic ulcer disease. lancet, 2009, October 24:1449.

2. Tomica Milosavljevic, Mirjana Kosti-Milosavljevic, Ivan Jovanovi. Complications of Peptic Ulcer Disease. Digestive Diseases, 2011, 29:491－493.

3. 沈振斌, 孙益红, 王聪. 慢性胃溃疡早期癌变的临床病理特征及预后. 中华胃肠外科杂志, 2013, 8(16):768－769.

4. 李长生, 周祝谦, 于红. 胃脘痛中医辨证分型的 X 线征象. 山东中医学院学报, 1994, 18(1):30－31.

5. 余在先. 消化性溃疡内镜下中医分型论治体会. 山西临床医药杂志, 2000, 9(4):294－295.

6. Jyh-Chin Yang, Chien-Wei Lu, Chun-Jung Lin. Treatment of Helicobacter pylori infection: Current status and future concepts. World J Gastroenterol, 2014 May 14, 20(18):5283－5290.

7. 汤蓓, 李雯. 心理护理干预对消化性溃疡病人治疗依从性、疗效及复发的影响. 护理研究, 2013, 27(33):3788.

8. 陈敏捷. 消化性溃疡急性穿孔手术 100 例的临床治疗体会. 中国美容医学, 2012, 21(18):329.

9. 方广惠. 中医药治疗消化性溃疡的研究进展. 中国中医急症, 2013, 22(9):1575.

第十章　残胃炎与胃癌前病变

　　残胃炎是指胃切除手术后,由各种原因引起的残胃部分及吻合口部位发生的炎症,是一种胃手术后发病率较高的疾病,占 60%~90%。一般发生在术后几个月至几年,原因一般为碱性液的反流,因为胃手术后,改变了胃的正常生理结构,失去了幽门的功能,碱性液如胆汁、胰液、十二指肠液等反流入胃而形成的炎症。

第一节　病因及病理

　　胃大部分切除后,特别是作 Bilroth Ⅱ式手术者,易发生残胃和吻合口的炎症。其可能的发病机制有:胃切除术后改变了胃内环境,幽门功能丧失,十二指肠肠液反流,胆汁和胰液对胃黏膜都会产生损害作用;同时胃泌素减少,随着时间延长,胃黏膜出现萎缩性胃炎、肠上皮化生和发育不良等公认的癌前期病变;胃切除术后胃酸分泌明显减少,甚至处于无酸状态,适合厌氧菌和粪球菌生长改变胃内微环境,使 N-硝基化合物等致癌物质产生增多;肠液等破坏残胃黏膜的屏障作用,黏膜细胞动力学改变,致癌物质易进入胃黏膜细胞引起癌变;幽门螺杆菌和 EB 病毒感染与残胃癌的发生有密切关系。

　　残胃是目前公认的胃癌前状态。残胃癌尚无统一的概念,争论的焦点在于残胃的范围是指胃因各种良性病变行切除术后抑或还包括因恶性疾病(主要是胃癌)而行根治术后所保留下来的部分胃,及其发生时间应定在术后 3 年、5 年、10 年还是15 年。所以残胃癌的概念目前分为狭义和广义两种,前者指首次为良性病变,后者包括首次手术时是癌。概括起来即胃良性病变行胃切除术后或胃癌术后 10(15)年以上在残胃上新发生的癌,可诊断为残胃癌。发生时间要长到足以排除第一次手术时胃癌的遗漏、误诊或手术时良、恶性病变的并存。首次手术是因胃癌切除,术后残胃内又发现了癌,也可能是断端癌复发或原发癌转移至残胃及残胃的多发癌。在残胃癌的病因尚未明了之前,仅以发生时间来区别残胃癌和残胃再发癌有些欠妥。毕竟原发性胃癌与残胃再发癌的发病机理尚有待于深入研究,且大多数学者倾向于狭义的概念。

第二节　诊断要点

胃大部切除后出现腹部饱胀不适,中上腹持续烧灼感,亦可表现为胸骨后痛,餐后可加重,服碱性药物无缓解反而加重。可伴有腹胀、嗳气、灼热、反酸、恶心、呕吐、肠鸣、排便不畅、食欲减退以及消瘦等;严重的还可有胃出血,表现为呕血或大便隐血试验呈阳性,甚至排黑便(柏油样便)等。胆汁性呕吐是其特征性表现。由于胃排空障碍,呕吐一般发生在晚间或半夜,呕吐物可伴有少量食物或血液。由于胆汁对胃黏膜的"腐蚀"作用严重,所以,残胃炎往往伴有胆汁反流性胃炎。重者还伴有食管炎。胸骨后烧灼感常提示食管炎症。胃大部分切除后残胃炎的发生率为95%以上。病程较长者亦可出现贫血、消瘦、舌炎、腹泻等慢性萎缩性胃炎的表现。

一、胃镜检查

在胃镜下,残胃黏膜的充血、水肿、粗糙、脆弱、出血和糜烂等炎症表现可一览无遗,而且吻合口炎症常更严重,故胃镜常诊断为吻合口炎、残胃炎。内镜下可观察到反流表现,即:胃腔内多量浅黄至黄绿色胆汁,或胃壁上附较多含胆汁的黏液,或见到含有胆汁的十二指肠液呈泡沫状或水流状从幽门口反流入胃、幽门口松弛或处于开放固定状态;胃炎表现:胃黏膜弥漫性红色改变,黏膜皱襞水肿、接触性出血,或伴有糜烂、溃疡。取组织病理活检可以明确。

二、胃吸出物测定

通过从患者鼻腔插入胃管到达胃腔,继而抽吸空腹和餐后胃液,测定其中胆酸含量,如空腹基础胃酸分泌量<3.5 mmol/h,胆酸超过30 μg/mL,则可确诊胆汁反流性胃炎。

第三节 一般治疗

一、常规治疗

1. 少量多餐

术后宜少量多餐,每日进餐 4~6 餐,使胃不空不胀,以适应胃容量变小的特点,切勿暴饮暴食。除个别情况外,尽可能按照供给的餐次与数量,定时定量食用。实践证明少吃多餐不仅能控制消化和吸收,而且还可增加总热量的摄入,预防体重减轻。

2. 干稀分食

进餐时不用汤与饮料,因流质饮料通过胃肠太快,容易将干的食物连同液体一起进入小肠。如用饮料,须在餐前或餐后半小时左右饮用,饭后平卧或采用平卧位进餐法,使空肠内容物回流到残胃,减少空肠过分膨胀,又可使食物在胃中停留时间长些,通过小肠慢些,促使食物进一步消化与吸收。

3. 限制糖量

胃切除术后初期,由于过多的糖分在肠内可引起肠液的大量分泌,使血容量急剧改变而产生一系列临床症状。所以,每餐糖类食物应适当限制,最好将单糖、双糖与多糖食物混食,延长吸收时间,防止"倾倒综合征"的发生。

4. 防止贫血

胃切除术后,由于胃酸减少,小肠上端蠕动加快,扰乱了消化生理功能,从而影响了蛋白质与铁质的吸收,因而易发生缺铁性贫血。因此,病人可适当多吃些瘦肉、鱼虾、动物血、动物肝和肾、蛋黄、豆制品以及大枣、绿叶菜、芝麻酱等富含蛋白及铁质的食品。

5. 减少刺激

由于术后胃的生理功能减弱,平时勿食生冷、坚硬及粗纤维多的食物,忌吃辛辣刺激性强的调味品,如胡椒、芥末等,严禁饮烈性酒或吸烟。

二、西医治疗

1. 促胃动力药物

通过促进胃排空,减少胆汁在胃内的停留时间,促进反流物的排空。常用药物包括甲氧氯普胺(胃复安)、盐酸伊托必利(为力苏)、莫沙必利等。

2. 结合胆盐类药物

如达喜(铝碳酸镁),通过与胆酸和溶血磷脂酰胆碱结合,继而减轻胆盐对胃黏膜的损伤,对胆汁反流性胃炎效果明显,为临床上主要用药。

3. 抑制胃酸药

胃酸和胆汁有叠加的作用,对胃黏膜的损伤作用强,抑酸药对胆汁反流者同样有效。常用的抑酸剂主要为 H_2 受体阻断剂(H_2RA)及质子泵抑制剂(PPI)。前者能阻止组胺与其 H_2 受体相结合,使壁细胞分泌胃酸减少,常用药物包括西咪替丁、雷尼替丁、法莫替丁等;后者则能阻止胞质内 H-K 交换,减少 H^+ 排出,其抑酸作用远优于 H_2 受体阻断剂,常用药物包括奥美拉唑、兰索拉唑、雷贝拉唑、埃索美拉唑等,疗程一般为 2 周。

4. 胃黏膜保护剂

硫糖铝,尤其果胶铋不但具有黏膜保护作用,对防止正常黏膜分泌有害的 H^+ 的逆扩散也是有效的;同时对幽门螺杆菌有一定杀灭作用。

5. 抗幽门螺杆菌治疗

幽门螺杆菌感染可以引起胃黏膜炎症,胆汁反流性胃炎可与幽门螺杆菌感染并存。因此,对胆汁反流性胃炎合并幽门螺杆菌感染者的治疗,在常规应用抑酸剂、胃黏膜保护剂和胃动力药物的同时,还应考虑根除幽门螺杆菌。

三、手术治疗

主要适用于症状严重内科治疗无效者,常用式式有 Roux-en-Y 手术或胆道分流术。对于胃部分切除术后胆汁反流性胃炎,其疗效较好。

第四节　中医病机与辨证论治

中医没有对残胃炎的描述,根据病症应属于中医的"胃脘痛""痞满""吞酸""嘈杂"等范畴。其病因病机,中医认为主要是饮食不节和脾胃虚弱,情志所伤和外邪侵袭是发病的重要因素,在这些因素的作用下,最终导致胃气失和,气机不利,胃失濡养而发为胃病。胃为阳土,喜润恶燥,为五脏六腑之大源,乃多气多血之腑,主受纳水谷,其气以降为顺;脾为阴土,主运化,输布水谷津液,喜燥恶湿,其气以升为顺,脾胃的受纳运化,中焦气机的升降,有赖于肝之疏泄,故胃病的发生其关键在胃,肝脾起重要作用。正如《素问·举痛论》曰:"寒气客于肠胃之间,膜原之下,血不得散,小络急引,故痛"和《证治汇补·心痛》曰:"服寒药过多,致脾胃虚弱,胃脘腹作痛"。

一、肝胃不和

【症状】　胃脘胀满,以胀为主,痛无定处,攻窜作痛,连及两胁,遇情志不舒则加剧。伴嗳气频作,嘈杂泛酸,恶心欲呕,心烦胸闷,喜叹息,舌苔薄白,脉弦。

【治法】　疏肝和胃,理气止痛。

【方药】　柴胡疏肝散加减。

【药物组成】　柴胡、枳壳、川芎、香附各10 g,郁金15 g,白芍12 g,甘草3 g。每日1剂,早晚水煎服。胃痛甚者,加延胡索、川楝子,以增强理气解郁止痛之功;以胃胀为主者,加木香、佛手、砂仁,以理气和胃;嘈杂、泛酸甚者,加黄连、吴茱萸,以辛开苦降;食滞纳呆者,加麦芽、神曲、山楂;嗳气呕恶者,加半夏、苏梗,以和胃降逆;脘腹胀闷,大便不畅者,加厚朴、槟榔,以行气消滞;苦口干舌红为气郁化热,加黄芩、山栀,以清泄郁热。

二、脾胃湿热

【症状】　胃脘疼痛或痞满,或伴有嗳气恶心,口干而苦,口渴不欲饮,小便黄,大便不畅,舌苔黄腻或浊,脉滑数或濡数。

【治法】　清热化湿,调中和胃。

【方药】　三仁汤合连朴饮加减。

【药物组成】　生薏仁30 g,蒲公英15 g,茯苓、黄芩、半夏各10 g,厚朴、蔻仁各6 g,黄连5 g,甘草3 g。每日1剂,早晚水煎服。湿偏重者,可合平胃散(苍术10 g,厚朴6 g,陈皮6 g,甘草3 g)以化湿;食欲不振者加麦芽、谷芽、鸡内金;胃痛甚者,加延胡索、川楝子、川郁金以行气止痛;恶心欲呕者,加竹茹、生姜以和胃止呕;大便不通者,加大黄、枳实,或瓜蒌仁以通便。

三、脾胃虚弱

【症状】　胃脘胀满,餐后明显,或有隐隐作痛,食欲不振,胃痛喜温喜按,口淡不欲饮,疲倦乏力,气短懒言,大便稀溏,舌质淡或有齿痕,舌苔薄白,脉弱无力。

【治法】　健脾益气,行气止痛。

【方药】　香砂六君丸合补中益气汤加减。

【药物组成】　黄芪、党参各15 g,白术、延胡索各10 g,柴胡、陈皮、升麻各6 g,木香、砂仁、炙甘草各5 g。每日1剂,早晚水煎服。若进冷食后胃痛加重,口泛清涎,四肢不温,此乃脾胃虚寒,宜加干姜、肉桂,以振中阳;若大便稀溏,每日多次,舌苔腻,此为兼湿,加苍术、茯苓、淮山药,以健脾祛湿;若泛吐酸水者,加煅瓦楞、海螵蛸以制酸;若脘腹痞满,口苦,舌苔转黄,此属湿邪化热,寒热夹杂,宜少量加入黄连、黄芩等苦寒药物,以苦寒泄热;若胃脘胀痛,痛及两胁,并随情志变化而胃痛加剧,此兼有肝郁气滞证,应与四逆散合方治疗,以疏肝和中。

四、胃阴不足

【症状】　胃脘灼热疼痛,餐后饱胀,口干舌燥,大便干结,饥不欲食,舌红少津,脉细数。

【治法】　益胃养阴。

【方药】　沙参麦冬汤合益胃汤加减。

【药物组成】　太子参20 g,生地、沙参、麦冬、白芍各15 g,延胡索10 g,甘草3 g。每日1剂,早晚水煎服。若大便干结较甚者,加干瓜蒌仁、火麻仁、玄参,以润肠通便;若胃中嘈杂灼热,吞酸吐苦者,加左金丸(黄连、吴茱萸)以辛开苦降;若阴虚火旺,灼伤胃络而见牙龈出血者,加丹皮、侧柏叶、玄参以滋阴降火止血;兼见胁痛易怒者,加川楝子、川郁金,以疏肝泄热;纳食欠佳者,加麦芽、谷芽、山楂,以开胃消滞;口干烦渴较甚者,可加生石膏、知母、天花粉,以增强清热生津之功;如胃脘饥饱均痛,痛处固定且有压痛感者,是兼有瘀滞,宜加丹参、桃仁,以活血化瘀。

五、胃络瘀阻

【症状】　胃痛日久不愈,胃脘痛如针刺或刀割,痛处固定而拒按,食后痛甚,或见吐血、黑便,舌质紫暗或有瘀斑,脉涩。

【治法】　活血化瘀,理气止痛。

【方药】　失笑散合丹参饮加味。

【药物组成】　丹参15 g,五灵脂、川郁金各10 g,蒲黄、砂仁、檀香、枳壳各6 g,

延胡索 9 g,甘草 3 g。每日 1 剂,早晚水煎服。伴有倦怠乏力,四肢酸楚,面色无华等气虚症状者,加党参、白术、黄芪以益气健脾;若兼有口干舌燥,大便干结,舌红少苔等阴虚症状者,加生地、麦冬、丹皮、石斛,以养阴益胃;若瘀血内停,血不循经,见有呕血、便血者,加三七粉、白及,以化瘀止血;如出血色暗,病者面色萎黄,四肢不温,舌淡脉弱,系脾不统血,病势危重者,先用独参汤益气固脱,继以黄土汤(灶心黄土、甘草、干地黄、白术、炮附子、阿胶、黄芩)加减,以温脾益气摄血;或用人参、黄芪、白术、炮姜、龙骨等益气扶元之品,合白及、仙鹤草等止血化瘀。

此外,幽门螺杆菌感染者,可酌加抗幽门螺杆菌药物。据临床应用,此类药物以大黄、黄连、丹参、蒲公英、槟榔的效果较好。

胃黏膜充血明显者,重用丹参,并酌加连翘、苦参;胃黏膜水肿明显者酌加桂枝、茯苓;黏膜红白相间以白为主者,酌加肉桂、炮附子;伴有黏膜糜烂出血者,酌加黄芪、白及、三七粉。

慢性萎缩性胃炎运用中药治疗,虽然难于根治,但对减轻或缓解其症状,则有较好的疗效。临床应在治本的同时配伍对症药物以治标,如食欲较差者,可选加能促进胃液分泌的神曲、麦芽、山楂、鸡内金、白术、砂仁等药;胃脘疼痛明显者,可选加玄胡、生蒲黄、白芍(配甘草)等药。

第五节　典型案例分析

患者:李某某,男,75 岁,退休干部,2003 年因突发胃穿孔行胃大部切除术,术后出现了一系列的术后不良反应,如灼热、饱胀、腹泻、嗳气、胀痛等症状,服用奥美拉唑、磷酸铝等制酸保护胃黏膜的药物,同时服用胰酶肠溶胶囊等帮助消化的各种酶,症状时候有所改善。一旦停药或者饮食不当,过食寒凉或者辛辣刺激之后,就会感觉反酸、灼热、胃脘胀痛明显,反复发作。2005 年,来我门诊就诊,详细询问病史及相关检查且病理提示为浅表性胃炎,吻合口炎症,没有黏膜萎缩或者肠上皮化生等病变的表现。该患者诊断明确,辨证属脾胃虚弱,湿热内蕴。治疗当以健脾养胃,清利湿热。首诊选方香砂六君子汤和柴胡疏肝散加减。

处方:党参 15 g,茯苓 15 g,白术 10 g,法半夏 15 g,陈皮 10 g,柴胡 10 g 木香 10,砂仁 6 g 炙甘草 6 g,吴茱萸 3 g,黄连 6 g,煅瓦楞 20 g,乌贼骨 10 g,川芎 10 g,苍术 10 g,白芍 15 g。7 剂,每日一剂,自行煎药。二诊诉有显效,灼热感减弱,觉纳差,食欲低,大便偏稀溏,随后在原方基础上加焦山楂 10 g,神曲 10 g,石榴皮 10 g,山药 15 g,炒薏苡仁 25 g。给予 14 剂,并嘱其注意饮食,少食多餐,清淡易消化。

三诊服药后反酸灼热、腹胀、嗳气等症基本消失,舌苔转为薄白,脉弦。治疗存效,此后随访5年,根据病症调整用药,并嘱其每年复查一次胃镜及病理,均未发现有不典型性增生或者癌变的情况。

参考文献

1. 陈锡美.胃黏膜疾病基础与临床研究.上海:上海科技教育出版社,2004.

2. 沈开金.常见胃肠病中医药诊治.合肥:安徽科学技术出版社,2006.

第十一章 胃息肉与胃癌前病变

胃息肉是指胃黏膜局限性良性上皮隆起性病变,可单发,亦可多发。若数目众多、分布广泛,则称之为胃息肉病。胃息肉有转化为胃癌的可能,其恶变率与病理类型及息肉大小等有密切的关系,故也属于胃癌前疾病的一种。现代医学主要是通过手术的方法予以切除,术后存在复发可能,需要再次手术治疗。中医药治疗主要通过改善患者体质,消除息肉发生的病理环境,从而消除息肉并减少复发概率。

第一节 病因及病理

息肉是解剖形态学上的含意,任何一种良性或恶性的胃新生物都可以发生在一个息肉样的构形里。胃息肉主要指由胃黏膜上皮和/或间质成分增生所引起的隆起性病变。胃息肉的发病率各家报道不一,欧美国家为 0.25%~0.8%,我国尸检发现率为 0.4%,一般胃息肉常慢性胃炎时合并形成,单个息肉占绝大多数。其病因及发病机制目前仍不清楚。

一、胃息肉的病理分型

胃息肉一般多发生于胃窦,少数也可见于胃体上部、贲门和胃底。病理上主要分为增生性息肉、腺瘤性息肉、错构瘤性息肉及炎性息肉。其中,腺瘤性息肉起自表层胃黏膜或肠腺化生上皮,多数为单发,有恶变的倾向,直径大于 2 cm 的息肉更易发生癌变,其癌变率为 6%~47%。增生性息肉多是在慢性胃炎的基础上发生,常为多发,体积小于 1 cm,多集中在胃体与胃窦交界处,一般无恶变的倾向。增生性息肉可发展成腺瘤性息肉,腺瘤性息肉可发生癌变,被称为癌前病变。除此分型以外,还包括错构瘤性息肉、炎性息肉等其他病理类型,分述如下。

1. 增生性息肉

也称为再生性胃息肉,发病较常见,占胃息肉的 75%~90%,是炎性黏膜增生形成的息肉样物,因此倾向于发生在胃炎的部位,常为多发,并非真正的肿瘤。息肉较小,一般直径小于 1.5 cm,呈圆形或橄榄形,有蒂或无蒂,表面光滑,可伴有糜烂。息肉由指状细长的嵴和高分化类似于幽门腺上皮被覆的扩张腺窝组成。不规则的腺窝呈分支形和囊样变。增生的上皮细胞较大,深染色、单层,核位于基底部,但分裂象少见。胞浆可分泌黏液,PAS 阳性。间质为黏膜肌向黏膜表面呈放射状生出的平滑肌束及胶原纤维组成,有时息肉有大量血管瘤样的血管及浆细胞等炎症细胞浸润。上皮细胞的异型性及肠化生不典型,主要是增生再生的结果,较少发展成胃癌前病变甚至癌变。

2. 腺瘤性息肉

即息肉状腺瘤,系来源于胃黏膜上皮的良性胃肿瘤,占胃息肉的 10%~25%。约一半发生于幽门区,一般体积较大,呈球形或半球形,多数无蒂,表面光滑,少数呈扁平状、条状或分叶状。组织学上主要由表面上皮、小凹上皮和腺体增生形成。镜下结构为排列规则的管状腺体,腺体扩张成囊状的偶见。腺体被覆单层柱状上皮,排列较密,细胞质少,黏液分泌活性减少,核深染呈柱状,体积大小一致,可见核分裂象。常见有肠上皮化生于腺体中,间质主要由富含血管的纤维组织构成,而其中可见有程度不等的浆细胞、淋巴细胞浸润。本型息肉发展成胃癌前病变及癌变率高,可达 30%~58.3%,尤其瘤体直径大于 2 cm、绒毛状腺瘤、异型增生Ⅲ度者恶变率更高。

3. 错构瘤性息肉

可单独存在,也可与黏膜皮肤色素沉着和胃肠道息肉病(Peutz-Jegher 综合征)共同存在。没有伴随肠息肉病的胃错构瘤性息肉,局限于分泌胃酸区的胃上部,为无蒂和直径小于 5 cm 的息肉。在 P-J 综合征中,息肉较大,而且可有蒂及分叶状。组织学上,错构瘤性息肉具备正常成熟的黏膜成分的不规则生长,黏液细胞增生,混杂有壁细胞和主细胞,腺窝呈囊性扩张,平滑肌纤维束从黏膜肌层向上呈放射状,将正常胃腺体分成小叶,间质为轻度水肿充血。小的错构瘤性息肉于镜下活检可见完整,而较大的息肉活检仅可见到增生的表面及腺窝的上皮。

4. 特殊分型息肉

(1) 异位性息肉:主要由异位的胰腺或 Brunner 腺构成,也有包括在错构瘤性息肉范围内。沿胃大弯,尤以幽门及窦部几乎单独可见的异位胰腺,常见的表现是幽门阻塞。肉眼观察异位胰腺为一孤立凹陷的无柄的结节。在组织学上胰组织最常见于黏膜下层,以致内镜活检时可漏诊,异位胰腺有时也可出现在黏膜层,可见腺泡、导管及 Langerhans 岛,可混有 Brunner 型腺体。如被平滑肌包围时即成为腺肌瘤。异位息肉于十二指球部最常见,也可见于幽门和胃窦部。其表面常形成溃疡。在组织学上黏膜和黏膜下层可见正常的或者囊状的 Brunner 腺与平滑肌束。

(2)幼年性息肉病:息肉发生于胃的所有部位。以胃窦部数量最多而且体积最大。伴有增生性和腺瘤性息肉,体积从 0.2~4 cm 大小不等,表面平滑,组织学上为弥漫散在的被覆单层柱状上皮的成熟黏液,及浆细胞、淋巴细胞和一些中性白细胞、嗜酸性粒细胞浸润、疏松、水肿和充血的间质构成。偶见乳头状突起的腺体。其中一些腺体成囊状,充满黏液。无黏膜肌改变。一般认为这种息肉为良性且具有错构瘤的性质。

(3)乳头状腺瘤:即绒毛状腺瘤,临床中极少见到。肉眼观察可呈乳头状及绒毛状,常为广基无蒂,镜下结构为柱状上皮细胞被覆分支状含血管结缔组织组成。直径超过 2 cm 的息肉,常有腺体异型性增生,甚至发生原位癌和浸润癌。异型性增生的腺体表现在腺上皮由高柱状变为低柱状,核分裂象增多。立方形,黏液分泌减少,嗜酸性胞浆增多,并且核增大,染色质增多,核排列不规则。在发生原位癌时,以上所述异型性变化加重并同时出现腺体生芽及表现腺体背靠背。文献报道有 25%~72%的绒毛状腺瘤出现恶变。

(4)Cronkhite-Canada 综合征:又称息肉—色素沉着—脱发—爪甲营养不良综合征(polyposispig-mentation-alopecia-onycholrophia syndrome),是一种稀有非遗传性胃肠道特殊性息肉病。临床可见皮肤色素沉着、脱发、指(趾)甲萎缩等,伴低蛋白血症。组织由被覆单层柱状黏液上皮的单形腺体及充满黏液的囊以及浆细胞和中性白细胞浸润,充血水肿的间质所构成。一般隶属腺瘤性息肉,也可是炎症增生性或充血息肉。

二、胃息肉的病因及癌变因素

胃息肉的病因及发病机制目前仍不清楚,因此胃息肉的病因学研究可为胃肠道癌的预防和治疗提供光明的前景。

1. 胃息肉的发病因素

研究认为,胃息肉的发生与遗传、饮食和伴随疾病有关。曾有学者报道 3 例反流性食管炎患者,长期服用 H_2 受体拮抗剂或质子泵抑制剂后,发生胃底腺息肉,其中 1 例停药后息肉消失,推断抑酸剂可能诱发胃底腺息肉。另有针对 6 例 Barrette 食管患者的研究发现,每日口服 20 mg 奥美拉唑治疗,1~5 年后发生胃底腺息肉。

其中 2 例在持续服用奥美拉唑 2 年之后发生胃底腺息肉,停用药后因受体阻滞剂无效而再度服用奥美拉唑,继续服药 4 年后发生多发性大胃底腺息肉。因此认为,胃炎患者服用奥美拉唑与胃底腺息肉之间可能有病因关系。1998 年,Choudhry 等对质子泵抑制剂相关的胃息肉进行了回顾性分析,在长期服用质子泵抑制剂的 231 例胃食管反流病患者中,17 例发生胃息肉,发现胃息肉的平均时间是 32.5 个月,其中 1 例患者停药 3 个月后息肉消失,当再度服药后 4 个月息肉复发。这些息肉的内镜表现一般瘤径<1 cm,无蒂,多发,表面呈淡红色半透明,常位于胃体上部和中部。内镜摘除的 15 个息肉中,9 个胃底腺型,4 个增生型,2 个炎症型息肉,未发现不典型增生或癌变。因此认为长期服用质子泵抑制剂可伴发小的胃底腺息肉和增生性息肉。目前研究认为,约有 85% 的胃息肉病例伴有低胃酸症,而在萎缩性胃炎、恶性贫血等癌前病变甚至胃癌病例中,胃息肉的发病率相当高。由此可见,胃息肉和胃癌有相似的发病环境,即低酸或无酸。目前对息肉的研究初步形成以下理论:腺瘤的发生是多个基因改变的复杂过程,而环境因素改变致基因(表达)异常或突变基因在环境因素作用下表达形成腺瘤;而增生性息肉或炎性息肉则与感染和损伤相关。

遗传因素在息肉的发病过程中也起一定的作用,一般具有息肉家族史者发病率往往高于无该病家族史者。相比较而言,针对肠道息肉的遗传性研究要多于胃息肉,如家族性多发性大肠息肉病,属于常染色体显性遗传病,是第 5 号染色体的基因缺陷造成的。患有这种有遗传倾向家族的人中,如父母亲有一方有息肉病,其后代中 50% 的息肉会有恶变的风险性;若父母双方均有息肉病,后代患的息肉癌变风险可上升到 75%。

高脂肪、高热量膳食者消化道息肉的发生率较高,低脂肪、低热量、高纤维膳食者结肠息肉的发生率较低。有研究者对 483 例腺瘤病与 483 例对照者进行了研究,测定其体重指数,发现增重和潜在体重变化的个体,其腺瘤发生率增加,认为肥胖、体重增加和成年的体重不稳定是息肉发展成胃癌前病变甚至胃癌的独立相关因素。

2. 胃息肉的癌变

胃息肉已被认为是胃癌的前期病变,尤其是腺瘤性息肉,发病随年龄而平行增长,从腺瘤到癌的演变需 10~15 年,内镜切除息肉可防止发展为癌。细胞动力学研究显示,增生性息肉的上皮更新缓慢,超微结构发现有细胞成熟过渡和衰老的特征,因此认为同样有癌变可能。错构瘤性息肉、炎性息肉癌变概率较低。

(1)息肉大小:文献报道,癌变机会随体积增大而增加,瘤径<10 mm,10~20 mm,>20 mm 的癌变率分别为 0~3%、2.1%~11.1% 和 8.7%~51.6%。因此,对于镜下所见息肉>20 mm 应引起高度重视,体积较小者也鼓励早期发现并及时治疗,从而使胃癌的发病率明显下降。

（2）息肉数目：息肉数目越多，分布越密集，癌变率越高。文献报道，多发性息肉患者体内可能存在基因突变，因此即使息肉切除仍易癌变。统计表明，息肉数目少于 3 枚，癌变率为 12.5%~29.7%；等于或超过 3 枚，癌变率增至 66.7%。

（3）病理类型：腺瘤性息肉与癌变密切相关。世界卫生组织将腺瘤分为：小管型，除小管外，尚有不足 25% 的绒毛成分；小管绒毛型，绒毛成分占 25%~75%；绒毛型，绒毛成分占 75% 以上。资料表明，腺瘤的绒毛成分越多，越易恶变。如绒毛状腺瘤的癌变率可达 29.8%~40.7%，而管状腺瘤则为 4%~4.8%，混合性腺瘤癌变率居中。

（4）息肉外形：带蒂腺瘤的癌变率较低，为 4.5%，而广基腺瘤为 10.2%。恶变息肉在结肠镜下常为分叶或绒毛状，表面伴有糜烂、破溃出血、外观污秽。

（5）胃腺囊：系指胃黏膜内腺体囊性扩张，在胃良、恶性病变中均可检出。胃腺囊的形成与胃黏膜黏液的生成和释放失调有关，即在各种有害刺激（包括炎症或致癌因素）下，胃腺增生，分泌物增多，胃腺开口处受压致黏液排出受阻，进而引起腺管的囊性扩张。近年来研究发现，胃腺囊在胃癌时的检出率高于良性胃疾患，且胃腺囊内可以存在肠化上皮，因此与胃癌发生相关。

第二节　诊断要点

本病早期或无并发症时多无症状。出现症状时，常表现为上腹隐痛、腹胀、不适，少数可出现恶心、呕吐。合并糜烂或溃疡者可有上消化道出血，多表现为粪隐血试验阳性或黑便，呕血少见。位于幽门部的带蒂息肉，可脱入幽门管或十二指肠，而出现幽门梗阻的表现。息肉生长于贲门附近时可有吞咽困难。目前，胃息肉的诊断主要依赖胃镜和影像学检查。

一、内镜检查

内镜仍是首选和最常用的检查手段，特别是放大型的电子内镜在临床应用以来，它能放大观察黏膜的微细结构，成像清晰，并能储存图像资料或打印对比等，内镜直视下活检及组织学检查可明确其性质及类型，同时可进行治疗。

二、影像学检查

影像学检查可能是弥补内镜检查不足的最好方法，通过对胃疾病的对比检查发现，在胃癌、胃息肉和胃恶性淋巴瘤的检出率与胃镜无差别，而对黏膜下肿瘤、胃外压迫所致的胃内隆起性病变较胃镜为优；而且对我们了解病变的大小、范围、形态及胃肠壁破坏层次和周围淋巴结有无转移均较内镜为优。与内镜比较,它同时有痛苦小的优点,对避免内镜检查的痛苦及一些体弱、多病、有心脏疾病不宜内镜检查的患者不失为一种有价值的检查手段。

第三节　一般治疗

近年来一般主张胃肠道息肉一旦发现,原则上均应切除。但对瘤径<0.5 cm的息肉是否切除须个体化,尽管超过半数的小息肉是潜在恶化的腺瘤,但癌变的可能性非常小。对于大的无蒂息肉(因常含有绒毛组织,且有高度恶变潜能)应切除,如果内镜不能切除,可行外科手术治疗。近来有药物治疗使息肉消退的报道,基因治疗的研究也不断取得进展,随着内镜技术的提高使息肉切除的方法选择更丰富。

1. 药物治疗

目前治疗消化道息肉尚无有效的药物。抗感染治疗可能有助于炎症性息肉的消退。日本学者研究发现清除幽门螺杆菌(*Helicobacter pylori*, Hp)后,40%的胃增生性息肉可以消失。Hp 感染是慢性活动性胃炎、消化性溃疡、胃黏膜相关淋巴组织(MALT)淋巴瘤和胃癌的主要致病因素,为Ⅰ类致癌原,因此对于合并 Hp 阳性患者,建议及早根除 Hp,然后根据息肉的消退情况再做相应的处理。

二、内镜治疗

经内镜切除是胃息肉治疗的首选方法,主要有高频电凝切除法、激光及微波灼除法、尼龙丝结扎法及氩离子凝固法等。内镜治疗息肉方法简便,损伤小,费用低,多数为一次性治疗,少数需分次切除。通过内镜定期随访,还可发现息肉复发,并给予及时治疗以防止癌变。

1. 高频电凝切除法

是目前应用最广泛的方法,其原理是利用高频电流产生的热效应使组织凝固、坏死而达到切除息肉的目的。一般电流频率在 300 kHz 以上,输出功率为 30～80 W。小于 0.5 cm 的无蒂息肉应首选前端球形的电凝器或电热活检钳电凝灼除。使用电热活检钳时,应先将其头部咬持轻轻提拉后灼除,对于有蒂及大于 0.5 cm 的无蒂息肉应尽量选择圈套器切除,但也可用球形电凝器或电热活检钳分次灼除。对有蒂息肉应将圈套器套于蒂上并尽量保留残蒂 1 cm 左右后通电,以避免组织灼伤过深而致穿孔。对于无蒂息肉灼除时应先以高渗盐水或 1：10000 肾上腺素溶液注入息肉基底部 1~2 点,每点 1.0 mL,以免圈套切除时损伤肌层及浆膜层,然后用双活检管道内镜先以抓持钳提拉息肉头部,使其基底形成假蒂后再行圈套切除。对过大息肉可分期处理,即先将息肉头部以圈套器进行部分斜行切除,间隔 2 周后斜行切除对侧部分,如未能完全切除可再重复,直到全部摘除;亦可采用吸引与电凝结合进行治疗,即在内镜前安置吸引套,将电凝用圈套器经活检孔置于吸引套内槽中,将内镜送至胃腔内,以吸引套头端与息肉紧密接触后,负压吸引息肉至全部吸入吸引套内,收紧圈套器,退出息肉进行电凝。对于较大有蒂或亚蒂息肉也可采用金属夹结扎后圈套电凝治疗,方法为经内镜活检孔置入可旋式夹闭装置器,于息肉蒂茎部进行多枚交叉金属钳夹,阻断病灶血供,待息肉头端呈紫色时,进行圈套电凝切除。采用圈套电凝术时需注意通电前要缓慢收紧圈套襻,并轻轻提拉以避免机械切割所致出血及组织过深灼伤,圈套襻收紧后要先电凝后电切,反复交替,每次通电时间数秒钟,也可用混合电流间歇通电治疗。

2. 微波灼除法

利用微波可使极性分子振动产生热效应的原理,而使组织凝固气化进行息肉灼除,且有止血作用,适用于直径小于 2 cm 的无蒂息肉,对较小息肉可一次性灼除,较大者则需多次治疗。其输出功率为 30~40 W,治疗前可调整并固定每次烧灼的时间,一般为 5~10 s,也可用脚踏开关控制。操作时经活检口插入微波同轴电缆(天线),使球形探头密切接触病变部位,或针状探头刺入病变部位后进行灼除,应注意控制组织灼伤深度,以免造成穿孔。该法操作简单、安全、成本低、易于开展。

3. 激光法

将激光器产生的高能量激光,经内镜活检孔导入的光导纤维照射病变部位,通过光能转变的热能,使其组织蛋白凝固、变性破坏而达到治疗目的。多用于宽蒂或无蒂息肉的治疗。较大息肉可分期多次治疗。另外亦可用激光治疗,其特点为对病灶周围组织损伤小,穿透深度浅。激光对准病灶后应迅速进行照射,以免胃蠕动损伤周围组织。

4. 尼龙丝及橡皮圈结扎法

通过结扎息肉根部,使其缺血坏死,达到治疗目的。病理证实,治疗后结扎部位肌层完整,仅局限于黏膜及黏膜下层产生局部缺血坏死。结扎后 1~4 天内局部黏膜发生急性炎症反应,肉芽组织增生及坏死组织脱落形成浅表溃疡,并逐渐被瘢痕组织取代而愈合,故有可避免穿孔发生的优点。方法:于内镜前端置一透明吸引套。将结扎器自活检孔送入并自前端探出,将尼龙丝结扎套或橡皮圈置吸引套内槽内,将内镜送至胃腔内,以吸引套头端与息肉紧密接触,负压吸引息肉使息肉全部吸入至吸引套内,拉动结扎器手柄,使用尼龙丝或皮圈结扎于息肉根部。结扎后第1周内息肉脱落并形成浅溃疡,第3~4周形成白色瘢痕而愈合。

5. 氩离子凝固术

氩气可通过离子化传导由钨丝电极产生的高频电能,使组织发生凝固效应,近年来应用于内镜治疗,收到了较好的疗效。主要适用于广基无蒂,直径小于1.5 cm者。经内镜活检孔插入氩离子凝固器导管,使导管头端距离病灶上方0.3~0.5 cm,启动脚踏开关进行氩离子凝固治疗,每次1~3 s。

6. 冷冻法

将制冷气体经特制导管通过内镜活检孔直接喷洒在息肉表面,或用特制的冷冻杆对病灶进行接触冷冻,使组织坏死脱落。因此法对单个较大息肉难以一次性治愈,故目前少用。

7. 射频法

射频为一种200~750 kHz的电磁波,进入病变组织后,局部产热使其水分蒸发、干燥而坏死达到治疗目的。操作时控制射频治疗仪输出功率为23~25 W,工作时间为5~10 s,将电极经内镜活检孔导入后,对病变进行治疗。

8. 酒精注射法

内镜下用无水酒精围绕息肉基底部一圈做点式注射,每点0.5 ml,见白色丘状隆起为度。一般只用于广基息肉的治疗。

第四节　中医病机与辨证论治

"息肉"之名最早见于《灵枢·水胀篇》:"寒气客于肠外,与卫气相搏,气不得荣,因有所系,癖而内着,恶气乃起,息肉乃生。"胃息肉在临床上早期或不伴发其他慢性胃疾病时多无症状,出现症状时常表现为上腹部隐痛、胀满不适,当属中医"胃脘痛""痞满""积聚"范畴。

"胃脘痛"最早见于《黄帝内经》,如《素问·五常政大论》云:"少阳司天,火气下临……心痛,胃脘痛。"《医学正传·胃脘痛》曰:"气在上者涌之,清气在下者提之,寒者温之,热者寒之,虚者培之,实者泻之,结者散之,留者行之。""痞满"首见于《伤寒论》:"满而不痛者,此为痞。"《景岳全书·伤寒典》:"乃表邪传至胸中,未入于脏,此其将入未入犹兼乎表,是即半表半里之证,只宜以小柴胡汤之属加枳壳之类治之。"《杂病源流犀烛·肿胀源流》曰:"痞满,脾病也。本由脾气虚,及气郁不能运行,心下痞塞膜满,故有中气不足、不能运化而成者,有食积而成者,有痰结而成者,有湿热太甚而成者。虚则补其中气,宜调中益气汤;实则消食,宜资生丸;豁痰宜豁痰汤;除湿宜二陈汤加猪苓、泽泻;有湿热清热,宜当归拈痛汤而消导之,亦不可用峻剂,致伤元气。""积聚"见《灵枢·五变》。《难经·五十五难》曰:"病有积有聚,何以别之然。积者,阴气也,聚者,阳气也,故阴沉而伏,阳浮而动。气之所积名曰积,气之所聚名曰聚,故积者五藏所生,聚者六府所成也。积者阴气也,其始发有常处,其痛不离其部,上下有所终始,左右有所穷处;聚者阳气也,其始发无根本,上下无所留止,其痛无常处,谓之聚。"

脾胃同居中焦,共同完成受纳、运化、升降、布散之功能,以奉养周身。若脾胃虚损,健运失常,则气血无以生化,易致湿浊、痰瘀、寒热等阻滞中焦,而发生息肉。本病病位在胃,与脾关系密切,主要由外邪犯胃、饮食伤胃、脾胃素虚等导致。其基本病因病机为脾胃虚损,痰瘀互结,积于胃腑。湿浊痰瘀既是病理产物,又是致病因素,而且互为影响。作为病理产物阻于中焦,又使中焦气机更加壅塞。痰浊共为阴邪,其性重浊黏滞,最易阻遏气机,而致升降失调,经络不畅则血行寒滞。瘀血形成后,必然阻滞气机,从而影响水液代谢,而致湿阻中焦,湿浊和瘀血互为影响,互相搏结,形成息肉。

针对胃息肉的病因病机,确定治则,以健脾化湿、理气活血、消痰散积为基本治法。

一、证治分类

1. 气滞痰阻证

【临床表现】 可以无明显症状或见胃脘胀满,攻撑作痛,痛连两胁,胸闷嗳气善太息,每因烦恼郁怒而痛作。内镜示:颜色与周围黏膜相同,表面光滑而明亮,色泽暗红,也可有充血发红或微肿。苔薄白或白腻,脉弦细而滑。

【治法】 疏肝解郁,理气化痰。

【主方】 柴胡疏肝散合二陈汤加减。

【药物组成】 柴胡12 g,枳壳10 g,白芍20 g,甘草10 g,香附12 g,川芎10 g,紫苏梗18 g,佛手10 g,茯苓18 g,陈皮12 g,半夏12 g,蒲公英20 g,僵蚕10 g,白花蛇舌草20 g,半枝莲20 g,山慈姑18 g。

【加减】 若痛甚者加金铃子散;湿浊内阻,舌苔厚腻者加苍术、厚朴、薏苡仁;若肝气郁结,日久化火,肝胃郁热,胃脘灼痛,嘈杂泛酸者,加左金丸及栀子、牡丹皮,以疏肝泄热为治,慎用香燥之品,以免助火伤阴;若素体虚弱,中气不足,而兼肝郁气滞者,不宜专用香散耗气之剂,可用四磨饮(《济生方》)为宜,方中人参槟榔、沉香、乌药以破滞降逆,益气扶正,使理气而不伤正,补气而不壅中。

2. 痰热郁结证

【临床表现】　胃脘热痛,胸脘痞满,口苦口黏,头身重着,纳呆嘈杂肛门灼热,大便不爽,小便不利。内镜示:充血发红,或呈玫瑰色,糜烂、溃疡伴渗血、黏附黏液等。舌红苔黄腻,脉滑数。

【治法】　清化湿热,理气和胃。

【主方】　《证治准绳》清中汤合温胆汤加减。

【药物组成】　黄连 10 g,栀子 10 g,茯苓 15 g,陈皮 12 g,清半夏 12 g,草豆蔻 6 g,枳实 12 g,竹茹 12 g,丹参 10 g,僵蚕 10 g,浙贝母 10 g,牡蛎(先煎)20 g,蒲公英 30 g,青黛(包煎)20 g,白花蛇舌草 30 g,半枝莲 20 g,山慈姑 15 g,甘草 8 g。

【加减】　若偏热,大便秘结不通者,加黄芩、大黄,以加强清热泻火;偏湿者加薏苡仁、佩兰、荷叶,以增强芳香化湿;若见肝胃郁热,迫血妄行者,加生地黄、牡丹皮、大黄、三七等,苦寒清热,直折其火,凉血止血,清心解毒,使火降气顺,则血自止。

3. 痰瘀互结证

【临床表现】　胃痛日久,胀满刺痛,痛处固定,拒按,纳呆,呕吐,或吐黄浊黏液,或吐褐色浊秽之物,或见吐血、黑便,或便干色黑,面色晦暗,或皮肤甲错。内镜示:糜烂出血等。舌质紫暗或有瘀斑,脉涩。

【治法】　解毒祛瘀,活血止痛。

【主方】　失笑散、丹参饮合泻心汤加刺猬皮、九香虫等。

【药物组成】　丹参 30 g,蒲黄(包煎)15 g,五灵脂 15 g,延胡索 15 g,大黄 12 g,莪术 15 g,三棱 15 g,檀香 15 g,砂仁(后下)10 g,香附 15 g,刺猬皮 15 g,九香虫 10 g,黄连 6 g,半枝莲 30 g,白花蛇舌草 30 g,山慈姑 18 g,石见穿 15 g。

【加减】　若胃气上逆而见恶心呕吐者,可加代赭石、竹茹、旋复花,以和胃降逆;热伤胃阴而表现口渴、舌红而干、脉象细数者,加麦冬、石斛、天花粉,以养胃生津;如出血色暗,病者面色萎黄,四肢不温,舌淡脉弱,系脾不统血病势危殆者,先用独参汤益气固脱,继以黄土汤加减,以温脾益气摄血。

4. 脾胃虚寒证

【临床表现】　胃痛日久不愈,隐隐作痛,绵绵不断,喜暖喜按,得食则减,时吐清水,劳累、受凉后发作或加重,纳少,乏力神疲,手足欠温,大便溏薄。内镜示:息肉表面粗糙、苍白。舌质淡苔白,细弱或迟缓。

【治法】 温阳益气,健脾和胃。

【主方】 黄芪建中汤加减。

【药物组成】 炙黄芪 30 g,桂枝 15 g,芍药 30 g,炙甘草 15 g,党参 18 g,白术 15 g,茯苓 15 g,陈皮 10 g,法半夏 10 g,砂仁(后下)10 g,莪术 10 g,三棱 10 g,半枝莲 15 g,山慈姑 15 g。

【加减】 若胃寒痛甚,加良附丸或干姜,以增强温中散寒行气止痛;若便黑者,加干姜炭、灶心土、白及、地榆炭。

以上各证型中症状得到控制后进入缓解期时,都应根据辨证适当加入香砂六君丸等健补脾胃之品,巩固疗效,以善其后。

5. 湿热蕴结证

【临床表现】 胃脘胀痛,呕吐酸苦水。口干口苦,舌质红、苔白厚而干或黄腻,脉弦滑数。

【治法】 清热利湿、活血散结法。

【主方】 柴胡疏肝散加味。

【药物组成】 柴胡 9 g,赤白芍各 9 g,枳实 6 g,生甘草 5 g,川芎 9 g,当归 9 g,薏苡仁 20 g,黄芩 9 g,白花蛇舌草 10 g,蒲公英 9 g,郁金 9 g,蒲黄 6 g,五灵脂 6 g。

6. 寒湿阻滞证

【临床表现】 胃脘隐痛,食后尤甚,喜温热饮,伴神疲乏力、面色无华、食少或呕吐清水痰涎,舌质淡夹青紫,苔薄白,脉沉弦。

【治法】 温阳健脾,活血理气法。

【主方】 当归建中汤合香砂六君子汤加味。

【药物组成】 当归 9 g,桂枝 9 g,白芍 9 g,生姜 5 片,大枣 10 枚,炙甘草 5 g,木香 6 g,砂仁 3 g,党参 9 g,茯苓 9 g,白术 9 g,莪术 9 g。

第五节 典型案例分析

李某,女,53 岁,2013 年 11 月 15 日初诊。主诉:反复上腹部闷痛不适 3 年多,近半月加重。刻下见:上腹部闷痛不适,伴有嗳气,泛酸,偶有恶心呕吐,症状多于餐后明显,少许头晕,纳眠可,二便调,舌淡紫,苔白腻,脉细濡。腹软,全腹无压痛及反跳痛。

　　胃镜检查示:贲门炎,慢性浅表性胃炎,胃底息肉,胆囊息肉。

【西医诊断】　慢性浅表性胃炎;贲门炎;胃底息肉;胆囊息肉。

【中医诊断】　腹痛,证属气滞血瘀痰阻。治宜行气化痰消瘀,兼健脾益气。

【处方】　蒲黄10 g,五灵脂10 g,丹参15 g,檀香3 g,砂仁3 g,陈皮10 g,法半夏10 g,枳实10 g,白芍10 g,鸡内金15 g,海螵蛸20 g,瓦楞子30 g,玄胡10 g,神曲10 g,甘草5 g。7剂,每天1剂,水煎服。嘱患者服药期间宜清淡饮食,忌辛热煎炸食物,调畅情志。

【二诊】　上腹部闷痛较前缓解,嗳气反酸明显好转,仍有呕恶,无头晕,舌脉同前。上方去瓦楞子及神曲,海螵蛸减至10 g,加白术15 g,山药15 g,再服7剂。

【三诊】　仍有上腹痛,乏力,饥时痛,食则缓,舌淡红、苔薄腻,脉细濡,考虑患者脾气虚明显,宜加强健脾理气。原方加党参10 g,黄芪10 g,炒薏苡仁30 g,去檀香、海螵蛸。连服10剂。

【四诊】　上腹部不适好转,舌淡红、苔薄腻,脉濡。处方:半夏10 g,陈皮10 g,茯苓10 g,蒲黄10 g,紫丹参15 g,砂仁3 g,黄芪15 g,鸡内金15 g,炒薏苡仁20 g,白芍10 g,炙甘草3 g。再服7剂,患者诸症好转。后继续予上方随症加减治疗4月后,复查胃镜息肉消除。

【按】　该患者舌淡紫、苔白腻、脉细濡、少许头晕、恶心呕吐,考虑患者素体气虚,气机升降失常,脾失运化,胃失和降,故见上腹部闷痛、餐后明显、嗳气、泛酸等。再者久病入络,气滞血瘀,瘀阻脉络,且脾胃气虚,运化失司,湿邪停滞中焦,痰瘀交阻,可见胃息肉、胆囊息肉。故该患者证属气滞血瘀痰凝,兼有气虚。治以失笑散和丹参饮活血化瘀,和胃止痛;二陈汤化湿和胃,枳实、白芍、甘草疏肝健脾和胃,玄胡加强行气之功;党参、茯苓、白术、甘草,取四君之义,健脾益气;海螵蛸、瓦楞子制酸和胃止痛。全方共奏行气化痰消瘀,健脾益气之效,从而使胃息肉消除,上腹部闷痛不适等症状改善。

参考文献

1. Kamiya T, Morishita T, Asakura H. Histoclinical longstanding follw up study of hyperplatic polyps of the stomach. Am J Gastroenterol, 1981,75:275 - 280.

2. 彭贵勇,房殿春,李超峰,等.内镜下黏膜切除术治疗消化道肿瘤.中华消化内镜杂志,2004,21(1):5-8.

3. 张文全,史连和.内镜下微波凝固治疗上下消化道息肉353例临床分析.内蒙古民族大学学报(自然科学版),2009,24(4):444-446.

4. Yamamoto H, Adachi Y, Itoh F, et al. Association of matrilysin expression with recurrence and poor prognosis in human esophageal squanious cell carcinoma. Cancer Res, 1999,59(7):3313-3319.

5. 王晓峰,陈丛明.Nd：YAG 激光经胃镜治疗上消化道息肉 57 例.中国激光医学杂志,1999,8(2):127-129.

6. 章员良,黄文,彭辉.胃息肉与幽门螺杆菌感染相关性研究.重庆医学,2013(42):35：4239-4241.

7. 于皆平,黄杰安.胃肠道息肉及息肉病诊治的有关进展.中国实用内科杂志,2000,20(2):67-70.

8. 高枫,张森.胃肠道息肉的研究进展.中国胃肠外科杂志,2000,3(2):68-71.

9. 黎俊勇.胃息肉 352 例临床及病理特点分析.山东医药,2014,54(1):55-57.

10. 冯智,米娜娃儿·阿布都,古丽巴哈尔·司马义.胃息肉的临床病理特征分析 460 例.世界华人消化杂志,2013,25:2590-2593.

11. 叶玲,刘霆,冷爱民,等.胃息肉的临床特征分析与治疗决策.中国现代医学杂志,2011,21(5):659-661.

12. 沈正荣,朱土鑫.胃息肉的临床和病理.实用外科杂志,1991,11(1):38-39.

13. 李晓燕.胃息肉幽门螺杆菌感染及病理特征分析.吉林医学,2013,34(5):907-908.

14. 洪捷敏,林琪,李昌水,等.胃无蒂息肉内镜活检与黏膜切除标本病理差异的研究.现代实用医学,2012,24(5):572-574.

15. 彭侠彪,全华斌,阮巍山.胃息肉病理活检的诊断准确性研究.中华消化杂志,2009,8:554-556.

16. 哈俊霞,康文喜,石银花,等.胃腺囊 2098 例病理分析.中国误诊学杂志,2007,7(9):2059-2060.

17. 张林,周成刚.胃腺囊的形态学观察及其与胃癌关系的初步探讨.昆明医学院学报,1997,18(3):45-47.

18. 朱碧嫒,邓丽娥,何少初.何世东老中医治疗胃息肉经验介绍.新中医,2013,45(10):173-174.

19. 王惠娟,曹志群.胃息肉的中医药治疗概况和展望.山东中医药大学学报,2010,6:552-553.

20. 刘泽延.胃息肉的中医辨证治疗.河南中医,2006,26(10):82-83.

21. 许文学,杨建宇,李杨,等.中医治疗癌前病变专题讲座(五)——胃息肉.中国中医药现代远程教育,2012,10(7):148-149.

22. 谢胜,侯秋科.温胃阳汤预防胃肠道息肉复发的机制及临床研究初探——感悟中医的胃肠道息肉.辽宁中医药大学学报,2011,13(12):21-22.

第十二章　胃黏膜的肠上皮化生和上皮内瘤变

　　胃黏膜肠上皮化生和上皮内瘤变为一种病理概念,是胃癌前病变的重要阶段,多伴于慢性萎缩性胃炎。胃黏膜肠上皮化生是指胃黏膜上皮及腺上皮被肠上皮所替代,即一种分化成熟的组织在不正常情况下转变为同胚层另外一种分化成熟的组织。胃黏膜上皮内瘤变包括胃黏膜上皮结构和细胞学上两方面的异常,分为两级:低级别上皮内瘤变和高级别上皮内瘤变。低级别上皮内瘤变(low-grade intraepithelial neoplasia)指上皮结构和细胞学异常局限于上皮的下半部,相当于胃黏膜轻度和中度异型增生,经治疗可部分消退;高级别上皮内瘤变(high-grade intraepithelial neoplasia)指上皮结构和细胞学异常扩展至上皮的上半部乃至全层,相当于胃黏膜重度异型增生和原位癌。轻度的异型增生及完全性小肠型化生属于胃黏膜的炎症反应,多被认为是一种良性的病变;而不完全性肠化生、重度异型增生具有明显的癌变倾向。临床上又将胃黏膜上皮内瘤变广义的称为异型增生,是一类容易发生癌变的胃黏膜病理组织学变化,主要是细胞的过度增生和丧失正常的分化,在结构上和功能上部分地丧失与原来组织的相似性。随着内镜技术和组织病理学的发展,两者的诊出率逐年升高。

第一节　病因及病理

一、病因

　　幽门螺杆菌(*Helicobacter pylori*,Hp)感染是胃黏膜肠上皮化生最主要的病因,肠化生道发生最可能是 Hp 感染和其他致病因素的协同作用所致。其他致病因素包括维生素 C 缺乏、胆汁反流、吸烟等。此外,胃腺体萎缩、Hp 长期定殖引起的胃酸减少,以及具有损伤 DNA 作用的亚硝酸盐,也被认为参与肠化生的发病过程。肠化生的发病机制尚处于探索阶段,Hp 毒力因子、肠道特异性转录因子、微卫星不稳定性均参与其发病环节。但尚不能肯定肠上皮化生是干细胞突变引起的胃上皮细胞表型的改变。

胃的癌前病变是一个多步骤、渐进的过程,目前较为认可的模式是:正常胃黏膜→ 慢性非萎缩性胃炎 →慢性萎缩性胃炎→ 肠上皮化生→ 上皮内瘤变→ 胃癌。上皮内瘤变强调肿瘤演进的过程。

二、病理

内镜下肠化生的识别如果肠化生广泛,有经验的内镜专家可以充分识别。活组织检查(活检)应着重钳取胃黏膜白色斑块及变色处。我国台北的一项研究显示,内镜诊断肠化生的准确性可达 71.3%。另外,染色内镜也是一种有意义的内镜评估方法。日本的一项研究肯定了其对肠化生逆转的评估价值。但有学者怀疑,由于费时较长,内镜专家能否详细地执行此项检查。肠化生的最佳活检部位目前仍然依靠胃的组织学特征评估胃癌的危险度。取样错误会影响肠化生的组织学诊断。悉尼胃炎分级系统的采样标准为最佳胃活检取样提供了指引。然而休斯敦的大规模研究显示,采用多部位活检取样确诊为肠化生的患者,如果按照悉尼采样标准,将有超过一半的肠化生患者被漏诊。该研究认为,采用悉尼采样标准检测肠化生缺乏可靠性。肠化生的程度沿贲门到幽门递增,据此可对伴有胃癌高危因素的病人有针对性地进行活检。胃黏膜萎缩或肠化生的程度往往以胃角部最重,该部位也是异型增生的好发部位,因此不应遗忘对胃角部黏膜的活检。

肠上皮化生是根据镜下观察有无杯状细胞而划分为有上皮化生。以 HD 染色,硫酸化酸性黏液呈棕黑色到黑色,非硫酸化酸性黏液呈蓝色,细胞核酸性黏液呈红色。以黏液组织化学染色显示是否分泌硫酸化黏液而分为大肠型肠和小肠型。应用过碘酸(periodic acid-schiff, PAS)和高铁二胺氧化酶(high-iron di-amine, HID)技术,将胃黏膜的肠化生分成三种亚型:Ⅰ型为完全性肠化生:带有刷状缘的吸收上皮、杯状细胞及潘氏细胞;不完全性肠化生类似结肠柱状上皮,根据柱状细胞分泌黏液的不同,不完全性肠化生又可分为Ⅱ型和Ⅲ型,Ⅱ型分泌唾液黏蛋白,Ⅲ型分泌硫黏蛋白;仅Ⅲ型肠化生发生胃癌的风险较高。

上皮内瘤变或异型增生主要为细胞的形态异常、腺管结构异常及细胞分泌黏液减少,黏液性质发生变化。腺上皮细胞核浆比明显增高,细胞核染色质深染,有明显的多型性,核分裂象多见。细胞核排列不规则,核密集。杯状细胞的黏液明显减少,细胞排列极向消失,核向细胞表面浮动,形成复层化。这种变化不仅局限腺体生发带,多延伸至腺体表面或低层,对于异型增生的级别判断和细胞核的大小、位置及多型性是很重要的指标,腺体结构异常,分支紊乱,排列密集,可见腺体背靠背及共壁现象。根据镜下表现及组织病理学检查,可分为低、中、重度异型增生。

第二节　诊断要点

　　胃黏膜癌前病变是包括肠上皮化生及上皮内瘤变在内的一组病变。目前胃癌前病变的诊断主要依赖内镜活检的病理组织学检查,其早期诊断和内镜下治疗对改善患者预后起决定性作用。"光学活检"是近年来应用于临床的新型内镜技术,以共聚焦激光显微内镜为代表,可以在内镜检查的同时实时观察消化道黏膜上皮细胞、腺体及血管等显微结构,获取类似病理组织学的显微内镜图像,为胃癌前病变的诊断提供了新的有力工具。胃黏膜肠上皮化生在普通内镜下的表现可分为四型:淡黄色结节型、瓷白色小结节型、鱼鳞型和弥漫型。但上述内镜改变缺乏特异性,胃镜下诊断与组织学诊断的一致性较差。已有研究通过对比肠化黏膜的共聚焦激光显微内镜图像与对应部位的横切面的病理组织学图像,总结出了肠化的显微内镜诊断标准,即:黑色的杯状细胞、黑色细线样刷状缘和绒毛样腺体这三个特征性结构。胃黏膜上皮内瘤变内镜下无明显特征性改变,其诊断目前主要依赖于内镜活检。与胃黏膜上皮内瘤变的病理组织学特点相似,通过使用荧光素钠作为对比剂,胃黏膜上皮内瘤变病变处扫描获取的 CLE 图像中可清晰识别特征性的细胞异常(细胞极性、大小和形态改变),结构紊乱(包括极性破坏、腺体出芽和分支)以及微血管变化(包括血管扩张、扭曲、数目增多和荧光素钠渗出)。

第三节　一般治疗

　　胃黏膜肠上皮化生和上皮内瘤变为病理概念,多伴于慢性萎缩性胃炎,故一般治疗应随慢性萎缩性胃炎。应戒烟忌酒,避免使用损害胃黏膜的药物,如阿司匹林、吲哚美辛、红霉素等,饮食宜规律,避免过热、过咸和辛辣食物,积极治疗慢性口、鼻、咽部感染病灶。Hp 感染是胃黏膜炎症进展的重要病因,根除 Hp 有可能阻断炎症的进展,进而预防胃癌;全反式维 A 酸、丁酸钠能阻止大鼠胃癌前病变向胃癌进展;天然胡萝卜素有逆转异型增生的作用;叶酸可治疗胃黏膜萎缩,肠上皮化生和异型增生;茶多酚能抑制人胃癌细胞凋亡;其他如环氧合酶抑制剂和抗氧化剂均是较有前途的逆转手段,但仍需深入研究和临床验证。

一、肠化生的干预

根除 Hp 感染有利于防止胃黏膜萎缩和肠化生的进展,但关于根除 Hp 能否逆转肠化生的问题,因缺乏长期随访研究,胃肠病学界目前尚未达成一致意见。治疗和饮食补充维生素 C 和胡萝卜素后,内镜活检观察疗效,结果显示肠化生的逆转有统计学意义。COX-2 抑制剂被认为是通过化学干预治疗肠化生和胃癌的新途径。

二、胃上皮内瘤变的逆转治疗

促进胃癌前病变逆转或消失是预防胃癌的有效措施,临床上大多数上皮内瘤变属低级别,经过适当治疗(根除 Hp 和抗溃疡治疗等)可以逆转。尽管恶性转变率低,但应定期随访。高级别上皮内瘤变,虽也有逆转可能,但短期内进展为胃癌的风险较高,应积极随访或行内镜下切除。

1. 低级别上皮内瘤变的内科治疗

低级别上皮内瘤变相当于过去的轻或中度不典型增生,所以可以观察、服药等内科治疗为主,是否行 ESD,要根据病程长短、是否有病灶、是否安全、年龄等多种因素考虑,目前为止还没有对于低级别上皮内瘤变进行外科处理的报道。因此对于此类病人不适合开腹手术,也无手术指征,似乎提示对于低级别上皮内瘤变不需外科处理,仅定期观察即可。如有必要,可每 3 个月做 1 次胃镜检查。1 年后如未进展,可改为半年 1 次。3 年以后可每年 1 次。

2. 高级别上皮内瘤变的外科干预

高级别上皮内瘤变,因其已属过去的重度不典型增生及早期癌或中期癌,所以为避免将癌漏诊,对于高级别上皮内瘤变主张行外科干预,到底选择内镜 ESD、腔镜治疗还是开放手术,目前尚未统一。如肿瘤表浅,不超过 1 cm,可通过行超声内镜、CT 检查排除有无肿大淋巴结后考虑行 ESD;对于肿块病灶较大、较深或超声内镜 CT 证实病灶深,有外周可疑淋巴结情况下,不宜行 ESD,应行开腹手术。开腹手术分 D1 及 D2 手术,这又是外科医生所难决定的问题。一般情况下,手术中难以扪及病灶,无明确肿块、无周围淋巴结转移者(行手术冰冻紧邻肿瘤的淋巴结)可行 D1 手术;对于病灶明确且周围淋巴结肿大者,应予以 D2 手术。目前最新的报道,胃癌病人经 D2 手术后的复发危险性可降低。

第四节　中医病机与辨证论治

一、病因病机

中医学认为,本病具有虚实错杂、本虚标实的特点,病变以脾胃为中心。先天禀赋不足,脾胃虚弱以致湿热内蕴,灼伤胃膜,气机阻滞,血流不畅,胃阴亏虚。后天失养,饮食劳倦,损伤脾胃;或肝郁气滞,胃失和降,久则脾胃虚弱,生化无权,气血俱虚,胃失濡养。本病初期实多虚少,实证为主,后期以虚为主。脾胃气虚是胃癌前病变的基本病机,气滞、痰阻、络瘀是病机关键。

二、辨证论治

传统医学对于胃癌前病变尚无统一的诊断标准,且胃黏膜肠上皮化生及上皮内瘤变多伴发在慢性萎缩性胃炎中。2006 年《中医消化病诊疗指南》将胃癌前病变分为如下几个证型:

1. 肝胃不和
【临床表现】　胃脘胀痛,嗳气频作,嘈杂反酸,可伴有胸闷、纳少、大便不畅,舌淡,苔薄白,脉弦。
【治法】　疏肝理气,和胃降逆。
【主方】　柴胡疏肝散(《景岳全书》)加减。
【药物组成】　柴胡 9 g、香附 9 g、川芎 9 g、陈皮 9 g、枳壳 9 g、炒白芍 15 g、甘草 3 g、10 g、苏梗 10 g、当归 10 g、鸡内金 9 g。

2. 脾胃湿热
【临床表现】　胃脘胀满或胀痛,有灼热感,口苦口干,口臭,恶心呕吐,可伴见胸闷,尿黄,舌质红,苔黄腻,脉滑数。
【治法】　清热化湿,和胃健脾。
【主方】　芩连平胃散(《医宗金鉴》)加减。
【药物组成】　黄芩 10 g、黄连 3 g、陈皮 6 g、苍术 9 g、厚朴 9 g、半夏 9 g、茯苓 15 g、草豆蔻 3 g、山栀 9 g、泽泻 10 g。

3. 湿浊中阻
【临床表现】　胃脘痞满或隐痛,不思饮食,食后胀甚,恶心呕吐,泛清水或酸水,身倦乏力,舌质淡红,苔白腻,脉濡。

【治法】 芳香化湿,健脾和胃。

【主方】 藿朴夏苓汤(《医原》)加减。

【药物组成】 藿香9 g、厚朴9 g、半夏10 g、茯苓10 g、杏仁9 g、生苡仁15 g、蔻仁3 g(后下)、猪苓15 g、泽泻10 g。

4. 胃络瘀血

【临床表现】 胃脘胀满、刺痛,痛有定处,拒按,面色黯滞,黑便,舌质黯红或有瘀斑、瘀点,脉弦涩。

【治法】 活血化瘀,和胃止痛。

【主方】 丹参饮(《时方歌括》)合桃红四物汤(《医宗金鉴》)加减。

【药物组成】 紫丹参10 g、檀香3 g(后下)、砂仁3 g(后下)、川芎10 g、白芍10 g、当归10 g、红花6 g、沙参15 g、炒白术10 g、玉竹15 g、半枝莲15 g。

5. 脾胃虚弱

【临床表现】 胃脘隐痛,痛处喜暖、喜按,纳呆食少,食后胀满,肢软乏力,气短懒言,泛吐清水,大便稀溏,舌质淡,边有齿痕,脉细弱。

【治法】 补气健脾,消痞和胃。

【主方】 香砂六君子汤加减。

【药物组成】 党参10 g、炒白术10 g、茯苓12 g、甘草3 g、木香6 g、砂仁3 g(后下)、法半夏6 g、陈皮6 g、炒白芍15 g。

6. 胃阴不足

【临床表现】 胃脘胀满、灼痛,胃中嘈杂,饥不欲食,口干,大便干燥,舌红少津,苔少,脉细。

【治法】 养阴益胃,缓急止痛。

【主方】 益胃汤(《温病条辨》)加减。

【药物组成】 南北沙参各15 g、生地10 g、麦冬12 g、玉竹12 g、石斛15 g、天花粉15 g、炒薏仁15 g、仙鹤草12 g、

第五节　典型案例分析

【病史】　李某某,男,58 岁,农民。1995 年 4 月 7 日由儿子背扶初诊。

患者素有胃病史 30 余年,去年 9 月份做胃镜检查示:"重度萎缩性胃炎伴中重度胃腺异型增生及肠上皮化生。"同时被确诊为"重度萎缩性胃炎伴中重度胃腺异型增生"。曾多方求医无效。近 10 个月以来胃脘饱胀,烧灼样疼痛加重,嘈杂厌食,进少量食物胀甚,嗳气干呕,形体极度消瘦,面色少华,神疲乏力。气短肢软,大便干结难解,生活不能自理,舌嫩红而光,脉细小数。

【西医诊断】　重度萎缩性胃炎伴中重度异型增生。

【中医诊断】　胃痛。证属气阴两伤。治以益气养阴,鼓脾和胃。自拟参荷二梅汤。

【处方】　西洋参 10 g,芍药 100 g,炙甘草 10 g,鲜石斛 10 g,乌梅 10 g,生白术 6 g,鸡内金 6 g,生谷麦芽各 10 g,绿萼梅 6 g,荷叶 6 g。30 剂,每日一剂,水煎服。

【二诊】　精神较前好转,胃脘烧灼隐痛亦较前有所缓解,嗳气,进食不慎泛恶,大便干结难解,舌嫩红,光舌,脉细小数。上方加竹茹、半夏各 10 g,和胃止呕,下气以消无形之痰结;加桃仁 10 g,久病者必瘀,以行瘀润燥滑肠。40 剂。

【三诊】　自行前来复诊,精神明显好转,面稍有润色,胃部时有烧灼感,时感心烦,睡眠欠佳,舌尖红甚,少苔,脉细小数。既见效,守上方加黄连 3 g,清心除烦。20 剂,每日一剂,水煎服。

【四诊】　因家事而生气,近一周时感两胁胀痛,嗳气,自以为是癌症,情绪化严重,舌偏红,少苔,脉细小弦。首先解开思想症结,安心治疗。首次方加玫瑰花 10 g,绿萼梅改为 10 g,以加强理气解郁之功。30 剂,每日一剂,水煎服。

【五诊】　时感疲乏气短,进食后稍胀,夜间时感口干,舌偏红,舌见薄苔,脉细。首次方加黄芪 10 g,增加补气之功;陈皮 6 g,和胃助消化以防阴柔呆滞之病。调服 2 个月。

【六诊】　形体渐丰,能适当干些力所能及的农活,进食不慎时略有胀感。复查胃镜示胃窦炎伴轻度肠上皮化生。按首次方调服一月余,随访半年,病未复发。

【按】　萎缩性胃炎伴胃腺异型增生,其病因病机复杂,临床症状多变。国外有文献报告慢性萎缩性胃炎特别是伴有肠上皮化生或不典型增生者追踪,胃癌发生率可高达 9% ~ 10%;随着社会发展,生活节奏的加快,饮食结构的变化,年轻患者的增加,因此治疗此病是当务之急。路老崇尚脾胃学说,在治疗上紧扣脾虚胃阴不足之本。用药轻灵、活泼,药味平和,不温不燥为特点。参荷二梅汤,以花、叶为轻灵疏达、开胃生津为用;对于损气、伤阴破血之品特别慎用;根据中医辨证与现代检查诊断相结合,有效地指导临床。

参考文献

1. 周丽雅,李建辉,林三仁,等.胃黏膜肠上皮化生的内镜诊断.现代消化及介入诊疗,2001,1(6):26-28.

2. 虞积耀,王鲁平.胃黏膜异型增生的诊断及临床病理意义.世界华人消化杂志,2000,8(12):1400-1402.

3. 朱明华.提高胃黏膜活检病理诊断共识.临床与实验病理学杂志,2010,26(6):647-648.

4. 毛增贵,石海.胃黏膜异型增生的临床病理及随访研究.安徽医药,2009,13(8):927-929.

5. 邹宁,孙昆昆,刘玉兰.胃镜病理肠上皮化生的意义研究.中华内镜消化杂志,2010,8(27):429-430.

6. 张铁山,江书庆.胃黏膜异型增生的临床病理研究.北方药学,2012,3(9):60.

7. 董来华,茅育蕾,张黎,等.胃黏膜肠上皮化生的内镜与病理诊断的相关性研究.中国内镜杂志,2007,11(13):1127-1130.

8. 李艳,张国梁.中药治疗慢性萎缩性胃炎的机制研究进展.安徽中医学院学报,2013,3(32):90-93.

9. 刘尚香,田耀洲.中医药对逆转胃癌前病变的研究.吉林中医药,2010,10(30):849-851.

10. 蔡盛健,吴巍,陈佩璐,等.共聚焦激光显微内镜对胃高级别上皮内瘤变的诊断价值.内科理论与实践,2010,3(5):243-245.

11. 王旭光,张忠,孙丽萍,等.谷胱甘肽转移酶P1基因多态性和幽门螺杆菌感染的交互作用与胃黏膜肠上皮化生的风险.中华流行病学杂志,2010,8(31):920-924.

12. 朱春花,余利华.慢性萎缩性胃炎中医药治疗进展.现代中西医结合杂志,2010,4(19):510-512.

13. 刘变英,王颖,雷宇锋,等.内镜窄带成像技术诊断胃黏膜肠上皮化生的临床应用价值.中华消化杂志,2009,5(29):293-295.

14. 高孝忠,褚衍六,乔秀丽,等.内镜窄带成像技术在早期胃癌及异型增生诊断中的应用.中华消化内镜杂志,2009,3(26):134-137.

15. 周丽雅,林三仁,金珠,等.胃黏膜肠上皮化生的内镜分析.中华消化内镜杂志,2001,18:84-86.

16. 朱雄增.消化系统肿瘤一些诊断术语的演变及其临床意义.中华胃肠外科杂志,2011,14(1):21-23.

17. 姚礼庆,周平红.内镜黏膜下剥离术.上海:复旦大学出版社,2009:2.

18. 师英强,宗祥云,王亚农,等.结直肠高级别上皮内瘤变的临床意义及外科治疗(83例报告).中国癌症杂志,2004,14(5):406-414.

19. 中华医学会消化病学分会. 中国慢性胃炎共识意见. 胃肠病学,2006,11(11):674-684.

20. 周丽雅,沈祖尧,林三仁,等. 根除幽门螺杆菌对胃黏膜炎症变化的人群随访研究. 中华内科杂志,2003,42(3):162-146.